笑う免疫学

自分と他者を区別するふしぎなしくみ

藤田紘一郎 Fujita Koichiro

★――ちくまプリマー新書

247

目次 ＊ Contents

第一章

イラスト　たむらかずみ

第一章　病は免疫から——自分と他者を区別するふしぎなしくみ

1. 免疫のおもな働きと病気

私たち人類は、地球という自然環境のもとで何十万年も生きてきました。私たちの周りにはたくさんの恐ろしい病原体が存在しています。私たち人間の体はつねに外敵からの攻撃を受け続けています。外敵からの攻撃ばかりではありません。体内の細胞が突然変異して発生する「がん」なども私たちを攻撃します。

ところが、私たちにはこれらの敵から体を守り、病気になるのを防いだり、かかった病気を治そうとする力が備わっています。これが免疫力です。

免疫の働きとしては、まず「感染防御」があり、「健康の維持」や「老化・病気の予防」があります。具体的には、「がん」や「うつ病など心の病気」の予防もしています。このように、免疫は「生きる力」に関係しているのです。

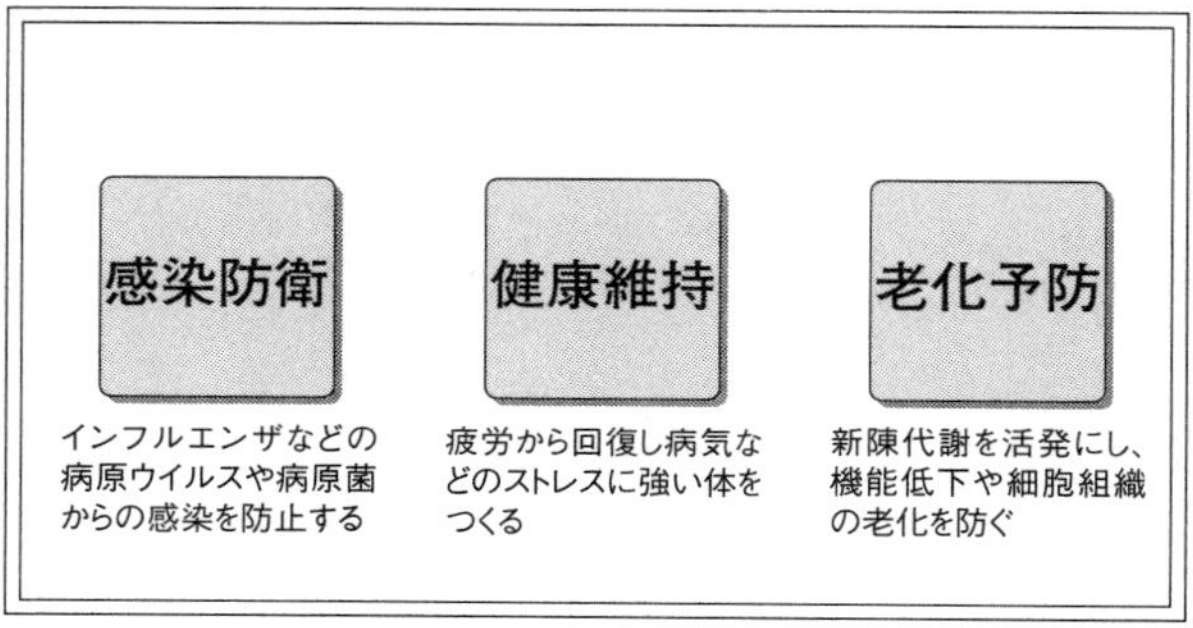
感染防衛
インフルエンザなどの病原ウイルスや病原菌からの感染を防止する
健康維持
疲労から回復し病気などのストレスに強い体をつくる
老化予防
新陳代謝を活発にし、機能低下や細胞組織の老化を防ぐ

図1−1　免疫のはたらき

しかし、免疫は病気の予防というようないいことばかりではなく、私たちに不利益な病気もつくってしまいます。アトピーやぜんそく、花粉症などのアレルギー性疾患や関節リウマチなどの自己免疫疾患と呼ばれるもので、これらの病気は免疫のバランスが崩れたときに起こります。

免疫力を高めれば、インフルエンザなどの病原ウイルスや病原菌からの感染を防ぐことができますし、疲労や病気などの回復も早めます。また、体調が悪くなることを防いだり、新陳代謝を活発にして体の機能低下を防ぎ、細胞組織の老化も防ぎます。

がん細胞は毎日３０００個〜５０００個、私たちの体内に出現していると言われています。私たちの免疫機構が、毎日現れるがん細胞を見張っていてそれを攻撃してくれているので、がん細胞が増殖してがん組織となるのを阻止しているのです。後に詳しく説明しますが、免疫力が高ければ「うつ病」にもなりにくいのです。

2．腸と心が免疫力を決めている

免疫力にはいろいろな種類があり、一概には言えませんが、免疫力の約70％が腸でつくられ、あとの30％は心、とくに自律神経が関与していると言われています。

したがって免疫力を高めることは簡単です。腸には免疫系細胞の約7割が粘膜、とくに小腸粘膜に集まっています。この免疫系細胞を活性化するのが腸内細菌ですから、免疫力を高めるには、腸内細菌の種類と数を増やせばよいのです。

まず、腸内細菌の餌《えさ》である穀類や野菜類、豆類、果物類などの植物性食品を摂取することです。善玉菌の餌であるオリゴ糖や糖アルコール、水溶性食物繊維、プロピオン酸生産菌による乳清発酵物などを使って善玉菌を増やそうという試みもなされています。この方法を「**プレバイオティクス**」といいます。

また、食品中の防腐剤や添加物は腸内細菌を弱らせますので、そのような物質が多量に含まれている食品をあまり摂らないことです。

つまり、穀類や野菜類、豆類を使った手作りの食品を摂り、あまりファストフードやコンビニ食などを食べないことです。さらに腸内細菌を増やすには、発酵食品を摂ることが大切です。納豆やキムチ、ヨーグルトなどに含まれている細菌が体内に入ると腸内細菌が増えるからです。この方法を「**プロバイオティクス**」といいます。

そして、免疫力の残りの30％は心が決めています。笑って楽しく生活しましょう。自然と親しみましょう。適度に運動しましょう。前向きな思考をしましょう。規則正しい生活を送りましょう。こんな簡単なことで免疫力は高まります。免疫力を高めるには、高価な薬や難しい方法はいらないのです。

3. 免疫ってなんだろう？

ここで、免疫のしくみについて考えてみましょう。

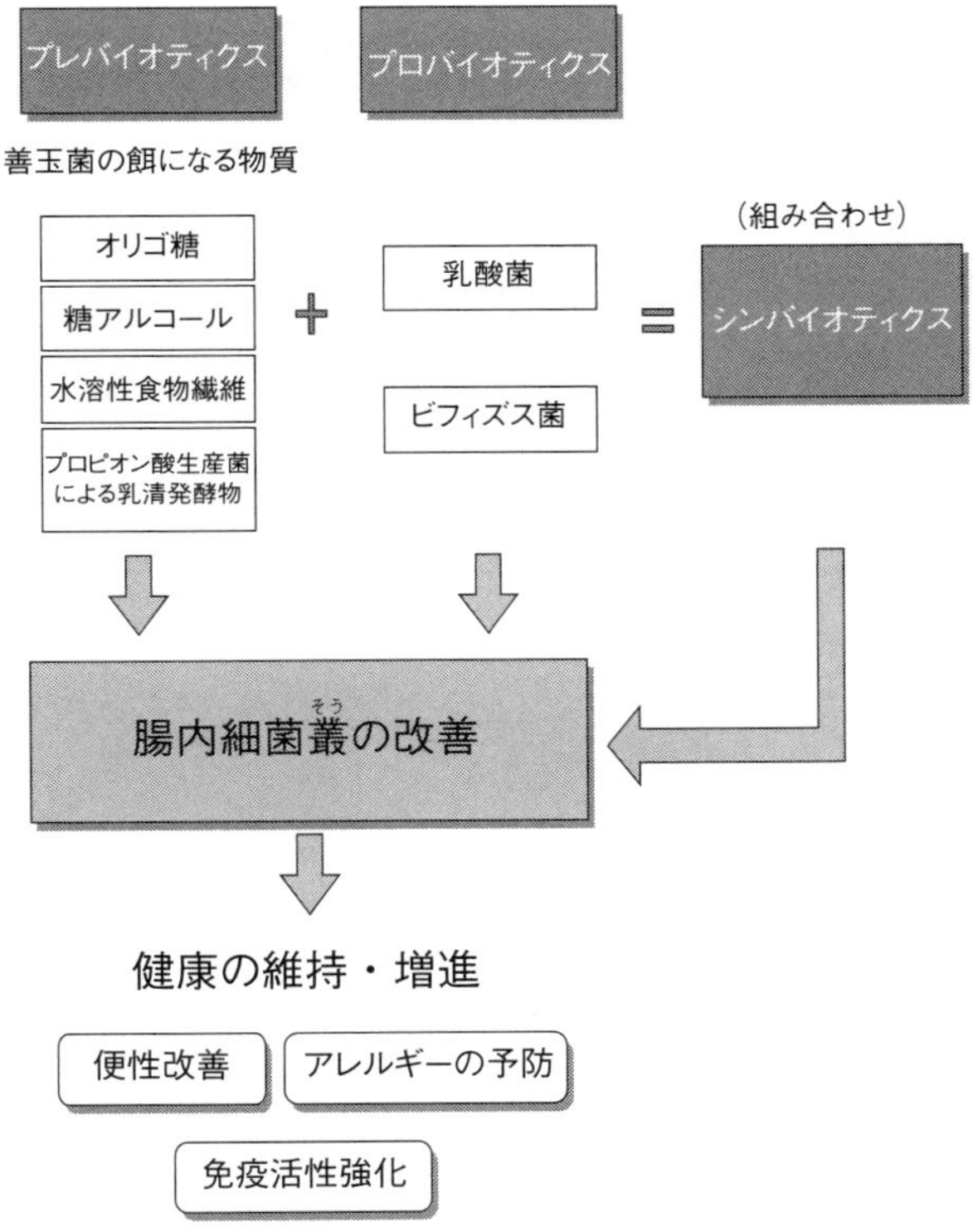

図1-2　プレバイオティクスとプロバイオティクス

免疫とは「疫（病気）を免れる」ということで、たとえば一度「はしか」にかかると二度とかからないか、かかっても軽くすむという現象であると、かつては言われていました。

免疫を医療に初めて応用したのがイギリスのジェンナー（1749～1823）で、彼は当時恐れられていた天然痘に対して、牛痘の膿《うみ》を接種することで天然痘に対する免疫を得ることを発見し（1796年）、予防接種の創始者となりました。

そしてその後の研究により、免疫の現象は病原体に対してだけでなく、臓器を移植された場合などにも起こることが知られてきました。

しかし時代とともに、「免疫」とはヒトが病気から「まぬがれる」ためのしくみではなく、「異物を認識して排除する」ためのしくみである、というように考え方が変化してきました。

私は長い期間、寄生虫と宿主であるヒトとの相互関係を免疫の面から研究してきました。私が専攻してきた学問は「感染免疫学」の一部で、寄生虫がヒトの体内に侵入してきた場合、ヒトはどのような免疫反応で寄生虫に対応しているかがテーマでした。

ヒトと寄生虫や微生物とのやりとりを研究していると「免疫」とは異物を「排除」するための機構ではなく、自分以外の他の生物との「共生」をいかにスムーズにするか、そのための機構であるように思われてきました。

つまり**私にとって免疫とは、生体の防御というよりも「共生のための手段」だと思うようになってきたのです。**

4．実は誰でも知っている免疫反応

私たちの周りには、私たち人体に有害なたくさんの微生物がいます。しかし人間のからだは皮膚で覆われ、そのような微生物がやってきても簡単には侵入できないしくみになっています。

口や鼻から入った微生物でも粘膜につかまり、たんや鼻水として外に追い出されます。胃まで侵入したとしても、強力な胃液が待ち受けています。人間の体は簡単に病原微生物に負けるようなヤワなつくりではなく、二重、三重に防衛のとりでをめぐらせています。

しかし、この体を覆っている皮膚に傷がついてやぶれると、ここぞとばかりに微生物は人体内に侵入します。そうすると、白血球が血管からやぶれ出て侵入した微生物を迎え撃ちます。白血球は病原菌を自分の体に取り込んで食べてしまい、そして自分も死んでしまいます。これが化膿《かのう》という現象で、ここまでは後で詳しく述べる「**自然免疫**」の反応です。

たいていはこれで闘いは終わります。しかし病原菌が白血球より強かった場合は、病原菌はリンパ管にまで侵入します。このリンパ管には、ところどころにリンパ節と呼ばれる米粒から小豆ほどの大きさの関所があります。この関所には「**リンパ球**」とよばれる役人がいます。

リンパ球は白血球の一種で、直径は約10マイクロメートルの球形をしています。末梢血液にある白血球の約30％を占めていますが、感染などによって増減します。リンパ節でも強い侵入者との間にすさまじい戦いが繰り広げられます。「リンパ節」が腫れるというのは、リンパ球が侵入者へ戦いを挑んだその結果なのです。

じつはこれが「**獲得免疫**」という免疫反応の始まりです。さきほど述べたように、はしかに一度感染したら二度とかからないと言われています。これは一度感染した時に働いた白血球やリンパ球が、はしかのウイルスに対して結合する「**抗体**」とよばれるたんぱく質を血液中につくり、二度目に体内に入ってきたはしかのウイルスに結合し破壊してしまうからです。

抗体についてはあとで詳しく述べますが、**B細胞**（骨髄由来細胞→Bone Marrow Derived Cell）と呼ばれるリンパ球の一種がつくっています。このように抗体が重要な役割を果たす免疫を「**体液性免疫**」と呼びます。抗体は血清という液体に溶けていますので、体液性免疫というわけです。

いっぽう、敵を把握したリンパ球が直接敵にアタックする機構として、**T細胞**（胸腺《きょうせん》由来細胞→Thymus Derived Cell）が活躍する「**細胞性免疫**」があります。細胞性免疫でも細胞表面に抗体と同じように敵を認識するレーダーがあり、それで敵と味方を見分けています。

がん細胞は、毎日すくなくとも３０００個以上体内に発生すると言われています。がんは普段自分自身を支えている細胞であったものが、突然暴走して無秩序に増殖した状態です。このがん細胞をみつけてやっつけるシステムが細胞性免疫なのです。

みなさんは、ツベルクリン反応検査をしたことがありますか？　結核菌に対する免疫の有無を調べる検査です。この検査は結核菌の細胞壁成分を皮下に注射して、その部分の発赤反応を見るものです。結核に対して免疫があると注射した部分が赤く腫れます。これはTリンパ球（胸腺由来細胞）が反応した結果です。つまり細胞性免疫とは、T細胞が重要な役割を担っている免疫反応と言えるでしょう。

後にも述べますが、胸腺は、T細胞の分化、成熟の場であるとともに、敵と味方の見分け方を厳しく教育する学校のような場所でもあります。胸腺は胸骨の裏側、心臓の上前部にあり、握りこぶしくらいの大きさですが、成長するに従って徐々に小さくなっていきます。成人になると退化して脂肪組織となり、その働きを終えます。

胸腺は英語でThymusと書きます。由来は諸説ありますが、薬草のタイム（Thyme）の葉に形が似ていることからこのような名がついたとも言われています。

★コラム　寄生虫の免疫反応

私はサナダムシを6代にわたり、16年間も自分のお腹の中に飼っていました。初代のサナダムシは「サトミちゃん」、2代目は「ヒロミちゃん」、3代目は「キヨミちゃん」、4代、5代目の名前はもう忘れてしまいましたが、最後の6代目は「ホマレちゃん」でした。

これらのサナダムシは私にとっては異物ですが、16年間も私の体内で何の悪さもせずにすくすくと育っていました。なぜ異物であるサナダムシが私の体内で元気に生き続けたのでしょうか。

それは、サナダムシが人間の異物を排除する免疫力を抑えて、共生できるように働きかけるいろいろな物質を分泌しているからです。私は40年におよぶ研究の結果、寄生虫の体内から人間のアレルギー反応（体液性免疫）を抑える物質を分離精製することに成功しました。この研究論文は、２００１年の世界的に有名な科学雑誌の『サイエンス』に掲載されて、医学界は良くも悪くも大騒ぎになりました。そしてその後、私は寄生虫体内から、がんを抑える物質をも分離精製することができました。

これらのことから考えて、免疫反応とは病原体を排除する機構ばかりでなく、共生する機構もあることに気が付いたのです。

5. 免疫には二重の砦《とりで》がある

先ほど述べたように、免疫反応には二種類あります。一つは生体が先天的に持っている「自然免疫」で、もう一つは後天的に得た「獲得免疫」です。

先ほど述べた、白血球やマクロファージ（26ページ参照）やリンパ球の病原体に対する反応は「自然免疫」です。白血球やリンパ球など自然免疫にかかわる免疫細胞の表面には、アンテナのような受容体（レセプター）があります。このアンテナが、細胞の表面にみられる特殊な糖たんぱく質の構造を直接認識して細菌と結合することにより、免疫細胞が刺激されて免疫応答が起こります。

	自然免疫	獲得免疫
担当細胞	 マクロファージ  好中球  NK細胞	 T細胞  B細胞
可溶性物質	補体、リゾチーム、インターフェロン	抗体
特徴	感染を繰り返しても抵抗力は高まらない	感染を繰り返すと抵抗力が高まる
関係する病気	風邪、がん	感染症、がん、アレルギー、自己免疫疾患

図1-3　自然免疫系と獲得免疫系

したがってこの自然免疫は、病原体のことを学習する必要はありません。侵入してきた細菌やウイルスに対する抗体をつくることもありませんから、素早い対応が可能になるのです。

抗体による免疫反応は、獲得免疫の一つです。たとえば、ウイルスが体内に侵入した場合、最初にできる抗体はウイルスへの吸着力が弱いのですが、その後免疫系はウイルスの型を学習して記憶し、抗体のつくりを変えて強い吸着力もつ抗体を産生するようになります。

学習後の抗体のウイルスに対する吸着力は、最初に作られた抗体よりも１００

0倍から1万倍も高くなります。

ウイルスなどの病原体が体に侵入してきた場合、抗体がつくられるまで、普通は1週間以上かかります。獲得免疫は強力な免疫の反応をするのですが、緊急時にはそれでは間に合わないというわけです。

6．生物が持つ原始的な免疫システム——自然免疫

自然免疫は、植物、昆虫、環形動物であるミミズなども持っている原始的な免疫システムです。私たちの体の組織のうち、もっとも頻繁に外界に接するのは皮膚と粘膜です。体内の組織が直接接触する呼吸器官や消化器官などは、たいていの場合粘膜に覆われています。粘膜はべたべたした粘液により病原体や異物が簡単に侵入できないように保護されています。自然免疫系の攻撃物質とは補体やリゾチーム、インターフェロンなどの水に溶ける物質です。

リゾチームは、細菌の細胞壁にある多糖類を分解する酵素で、鼻水、涙、母乳などに

含まれています。細菌学者のアレクサンダー・フレミング（ペニシリンの発見でノーベル医学生理学賞を受賞）によって1922年に発見されました。偶然、くしゃみをした自分の鼻水から発見したという話が伝わっています。

リゾチームは、溶菌作用や組織修復作用をもつ生体防御因子の一つです。消炎酵素薬として風邪薬や目薬など多くの薬にも含まれていますが、市販の医薬品に含まれるリゾチームは卵白由来で作られているので、卵アレルギーの人は注意が必要です。

またインターフェロンは、病原体の感染や腫瘍細胞などの異物に対して、細胞から分泌されるたんぱく質（サイトカイン）の一種です。主な作用として抗ウイルス作用、免疫増強作用、抗腫瘍作用などがあり、抗がん剤や肝炎の治療薬としても使われています。

それらの物質は、主として白血球のうちの顆粒球《かりゅうきゅう》とよばれるものが産生します。

白血球は顆粒球と無顆粒球の二種類に分けることができます。顆粒球は細胞内にたくさんの顆粒を持っていて、顆粒中には細菌などを殺すことのできるいくつかの物質が含まれているのです。

顆粒は中性、酸性、アルカリ性のいずれかの色素に染まり、どの色素に染まるかで好中球、好酸球、好塩基球にわかれます。これらの細胞が自然免疫の担い手になっています。

無顆粒球のうち、単球は**マクロファージ**と呼ばれています。マクロは「大きい」という意味で、ファージとは「食べる」という意味です。マクロファージは大型の細胞で、外敵を細胞内に取り込んで食べてしまいます。それゆえ、大食い＝貪食《どんしょく》細胞とも言われています。無顆粒球のうちもう一方のリンパ球の集団ですが、さらにB細胞、T細胞、**NK（ナチュラルキラー）細胞**にわかれます。

前述したように、B細胞とT細胞が獲得免疫にとって重要な働きをしています。しかし、**NK細胞は抗体を介した獲得免疫には加わりません**。自然免疫の担い手となっているのです。NK細胞は体内をつねにパトロールしながら、がん細胞などを見つけ出し、直接攻撃して、破壊します。繰り返しますが、私たちの体には毎日3000個～5000個のがん細胞が発生しています。NK細胞は**キラーT細胞**とともにこのがん細胞を攻撃して、私たちががんにならないようにしているのです。

キラーT細胞はリンパ球T細胞の一種で、細胞傷害性T細胞（CTL）とも呼ばれています。ヘルパーT細胞からの攻撃命令を受け、体内で異物と認識されるもの（移植細胞、ウイルス感染細胞、がん細胞など）を攻撃します。

ＮＫ細胞はひとりの人が体内に少なくとも50億個以上、多い人では１０００億個も持っているとされています。また、ＮＫ細胞は、食べ物や精神的ストレスなどの影響を非常に受けやすいのです。つまり**ＮＫ細胞は、私たちの生活習慣で強くも弱くもなる**というわけです（第四章参照）。

★コラム　自然リンパ球の発見

理化学研究所の小安重夫《こやすしげお》博士らは、２０１０年に新しいリンパ球を発見し、２０１２年に「自然リンパ球」という分類が世界の免疫学者たちの会議で認められました。

自然リンパ球とは、自然免疫で働くリンパ球のことです。免疫で働く細胞はすべて造血幹細胞が分化してできたものであり、リンパ球系と骨髄球系細胞に大別されます。

これまでリンパ球系といえば、獲得免疫で働くT細胞や、骨髄球型細胞であるB細胞

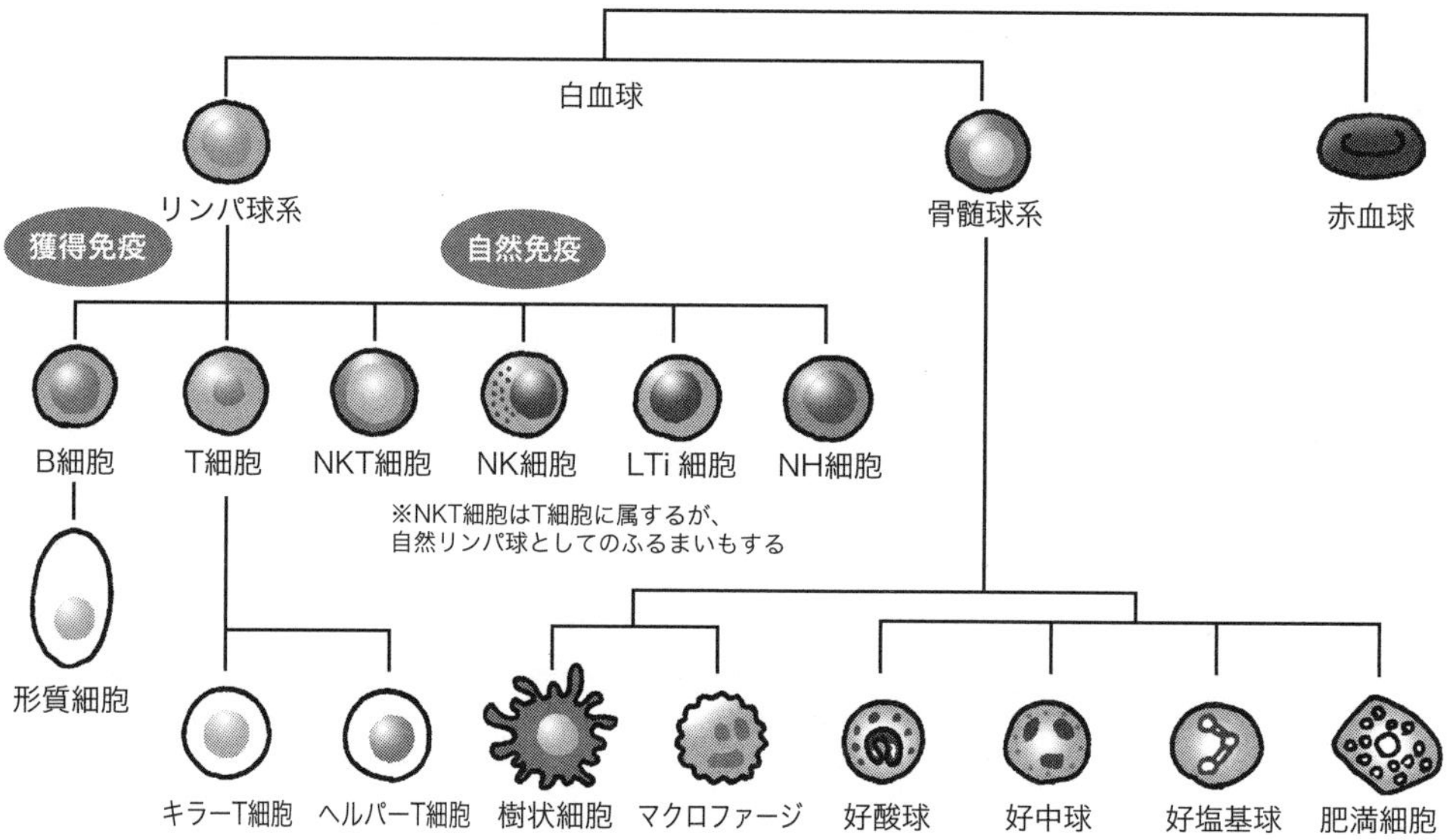

図1-4　造血幹細胞から分化する細胞

などを指していました。しかし、小安博士らの最近の研究によって、リンパ球でありながら自然免疫で働くものが複数発見されたのです。つまり、敵を学習しなくても攻撃ができる細胞は、ナチュラルキラー（NK）細胞、リンパ球組織誘導（LT-i）細胞の他、小安博士らが発見したナチュラルヘルパー（NH）細胞などがあるということです。

7. 獲得免疫にも2種類ある

獲得免疫にはさらに2種類あります。前に述べた通り「体液性」のものと、「細胞性」とに分かれます。

細胞性免疫の中心になっているのがキラーT細胞で、体液性免疫の中心になっているのが後述する、B細胞から産生する「抗体」です。

細胞性免疫のおもな働きは、ウイルスに対する攻撃と、がん細胞を破壊することです。それを担当している細胞がTh-1というTリンパ球の一種です。

骨髄で作られたリンパ球が胸腺に移動すると、成熟したT細胞になります。T細胞は胸腺内で、それぞれCD4抗原とCD8抗原を持ったT細胞に分化します。その中でCD4T細胞は**ヘルパーT細胞**と、CD8T細胞はキラーT細胞とそれぞれ呼ばれるようになります。

ここに出てくる「CD」とは、分化抗原群（Cluster of Differentiation）の略で、主にヒト白血球の細胞表面にある糖たんぱくなどを標識として国際的に分類したものです。CD番号は、国際会議で決まった順番にふられています。

CD4T細胞は、さらに分化して前述のTh-1とTh-2という細胞にわかれ、このTh-1細胞がキラーT細胞やマクロファージをそれぞれ活性化して、細胞性免疫の中心として働きます。

Th-1細胞の表面には敵を認識するレーダーがあり、ウイルスの感染がある細胞とない細胞とを見分けることができます。そして敵だと判断すると、キラーT細胞やマクロファージを活性化します。マクロファージはウイルスを攻撃する数種の免疫活性物質（サイトカイン）を放出し、キラーT細胞は直接ウイルスに対して攻撃をしかけます。

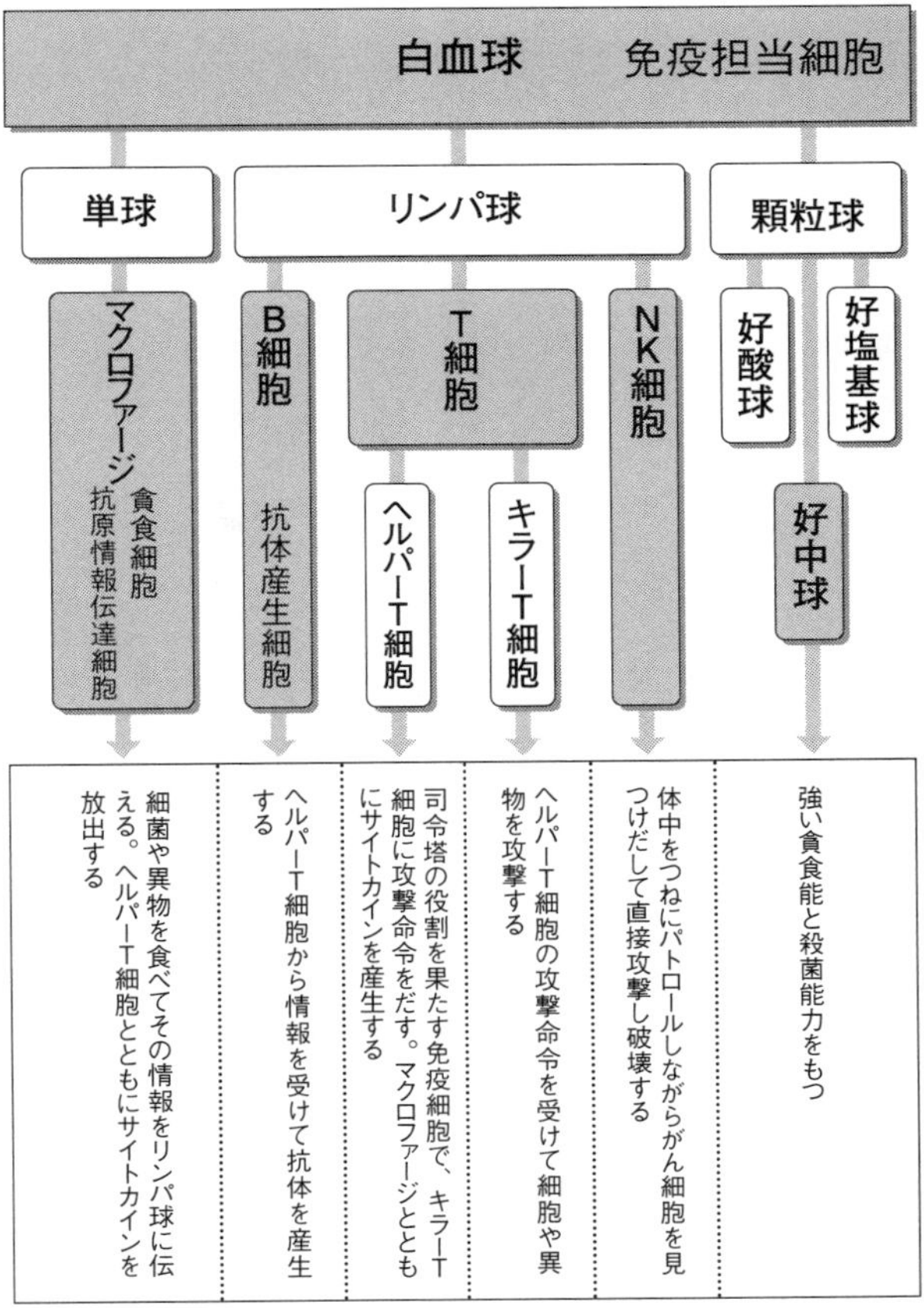

図1–5　免疫担当細胞とその働き

こうしてがん細胞の表面にある標識を見つけ、敵だと認識して活性化したマクロファージやキラーT細胞が、NK（ナチュラルキラー）細胞と共同してがん細胞を破壊するのです。

キラーT細胞は直接がん細胞を攻撃しますが、マクロファージはインターフェロンやTNF-αなどの腫瘍壊死《えし》因子を放出してがん細胞を攻撃するのです。

8. 体液性免疫の主役を担う、抗体をつくるしくみ

さて、ここからは免疫反応を担当するそれぞれの因子について説明しましょう。

免疫をつかさどる白血球やリンパ球などが異物として認識する物質のことを「抗原」といいます。これらはたんぱく質や多糖類などで構成されていて、分子量は5000以上の比較的大きな分子が抗原となります。

細菌やウイルスなどの微生物が体内に入ってくると抗原になるのは、特有なたんぱく質や多糖類がそれらの物質の表面にあるからです。

この抗原が体内に入ってくると、ヒトの免疫系は抗原と特異的に反応するたんぱく質、「抗体」を作ります。つまり、抗体は抗原と特異的に結合して、抗原の働きを抑えるように作用するのです。このことを「抗原抗体反応」といいます。

このとき作られた抗体は、抗原がなくなった後も血液中に存在します。そして、再び同じ抗原が体内に侵入してくると、すぐにその抗原と結合します。多くの人がはしかやおたふく風邪に二度とかからないのは、この反応がきっちり行われているからです。

初めての抗原が体内に侵入して抗体ができるまでには、約三〜七日間くらいかかります。抗原の種類によって抗体のでき方には強弱があり、抗体の働きにもいろいろあります。また、抗体としての能力を血液中に保持できる期間の長いものや、消えやすいものまでさまざまです。

たとえば、おたふく風邪ウイルスに対する抗体は強力で一生保持されていますが、ふつうの風邪は何度でもかかりますし、寄生虫に対しては、はじめから感染を防ぐ抗体はできてきません。

それではここで、抗体をつくるしくみについて解説しましょう。

体内に侵入した抗原(異物)はマクロファージによって分解され、そのことがヘルパーT細胞に伝えられる。情報を受け取ったヘルパーT細胞は、その抗原に対してどんな抗体が必要かをB細胞に伝えると、B細胞は抗体産生細胞になって、必要な抗体を産生しはじめる

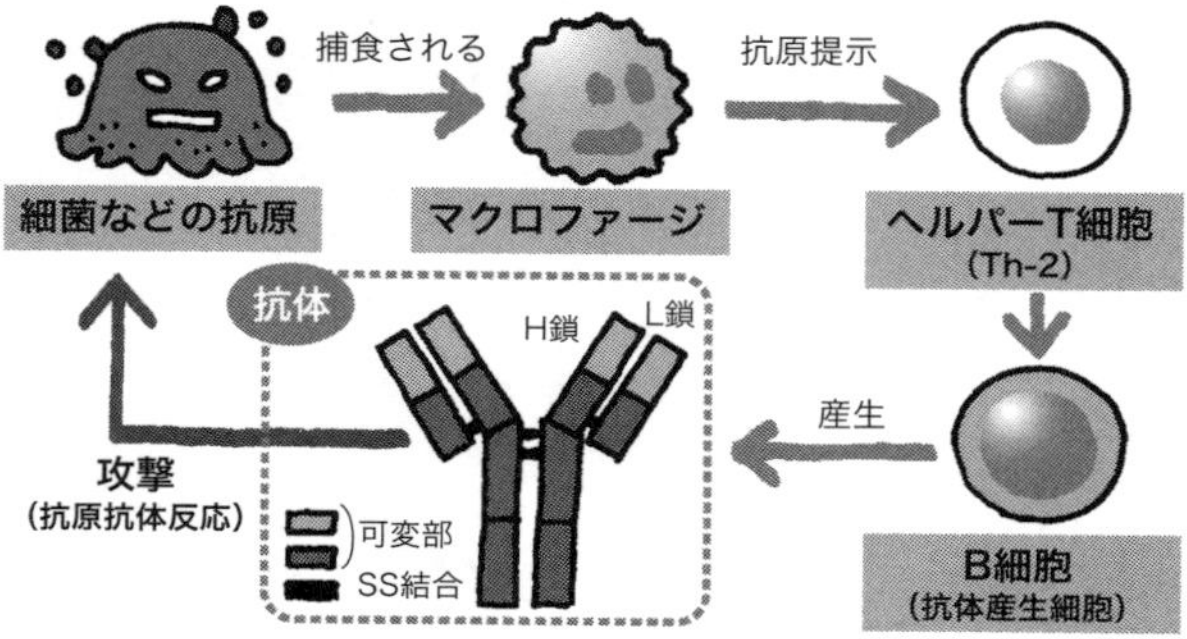

図1-6　抗体がつくられる機序《しくみ》

細菌などの病原体が体の中に侵入すると、まずマクロファージという細胞が出現して、その病原体を食べてしまいます。マクロファージはその病原体の情報をヘルパーTリンパ球（Th-2）に伝え、この細胞がBリンパ球にさらに情報を伝え、Bリンパ球がこの情報にもとづいて、その病原体に特異的に吸着し、破壊する「抗体」をつくります。したがって、マクロファージは食細胞や抗原情報伝達細胞と呼ばれています。また、Bリンパ球は抗体産生細胞と呼ばれています。

抗体は、基本的にはY字型をした分

免疫グロブリン、すなわち抗体は基本的にY字型をしている。短いほうをL鎖、長い方をH鎖という相同な2本ずつの鎖が「SS結合」で結ばれてできている。Y字型の上部の可変部のアミノ酸配列の違いによっていろいろな抗原と結合できる

いろいろなタイプの抗体（第6章も参照）

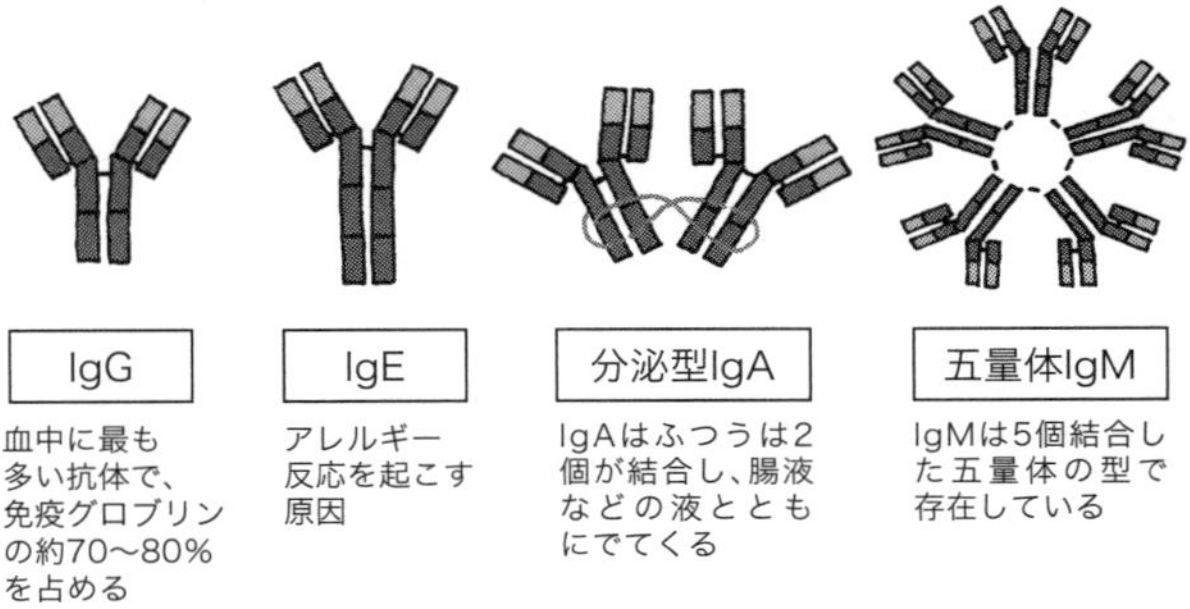
IgG
血中に最も多い抗体で、免疫グロブリンの約70〜80%を占める
IgE
アレルギー反応を起こす原因
分泌型IgA
IgAはふつうは2個が結合し、腸液などの液とともにでてくる
五量体IgM
IgMは5個結合した五量体の型で存在している

図1-7　いろいろなタイプの抗体

子量約20万のたんぱく質です。このY字型の先端部分が病原体の種類によって異なり、そこに二度目に侵入した病原体を付着させて破壊するわけです。

しかしこの抗体は、病原体を排除するはたらきばかりをするわけではありません。ヒトの抗体はIgG、IgE、IgA、IgM、IgDと5種類のクラスに分かれていて、それぞれ生体内の分布や機能が異なっています。病原体を排除したり、ワクチンの効果を発揮するのがIgG抗体ですが、アレルギー反応を起こすのはIgE抗体なのです。

アレルギー反応については後に詳し

く述べますが、肥満細胞というヒスタミンやセロトニンを含んだ大型細胞が壊れた状態がアレルギー反応です。IgE抗体は、この肥満細胞の表面に付着する性質があります。Y字型の先端部分がダニなどのアレルゲンを特異的に結合し、Y字型の尾端部が肥満細胞に付着すると、肥満細胞がやぶれてアレルギー反応を起こします。またIgA抗体は、主として腸液の中に存在し、ポリオなどの腸管免疫にはたらく抗体といわれています。

★コラム　寄生虫がアレルギーを抑えるメカニズム

私はインドネシアのカリマンタン島に50年近く、毎年通って医療調査をしていました。そこで気づいたことは、ウンチが流れる川で泳いでいる子どもには、花粉症やぜんそく、アトピー性皮膚炎にかかっている子が全くといっていないことでした。かれらはみな、回虫という寄生虫に感染していました。私は回虫がアレルギー反応を抑えているのではないかと考え、観察と研究をつづけました。

10年近くかかった研究の結果、回虫などの寄生虫が放出している分子量2万のたんぱ

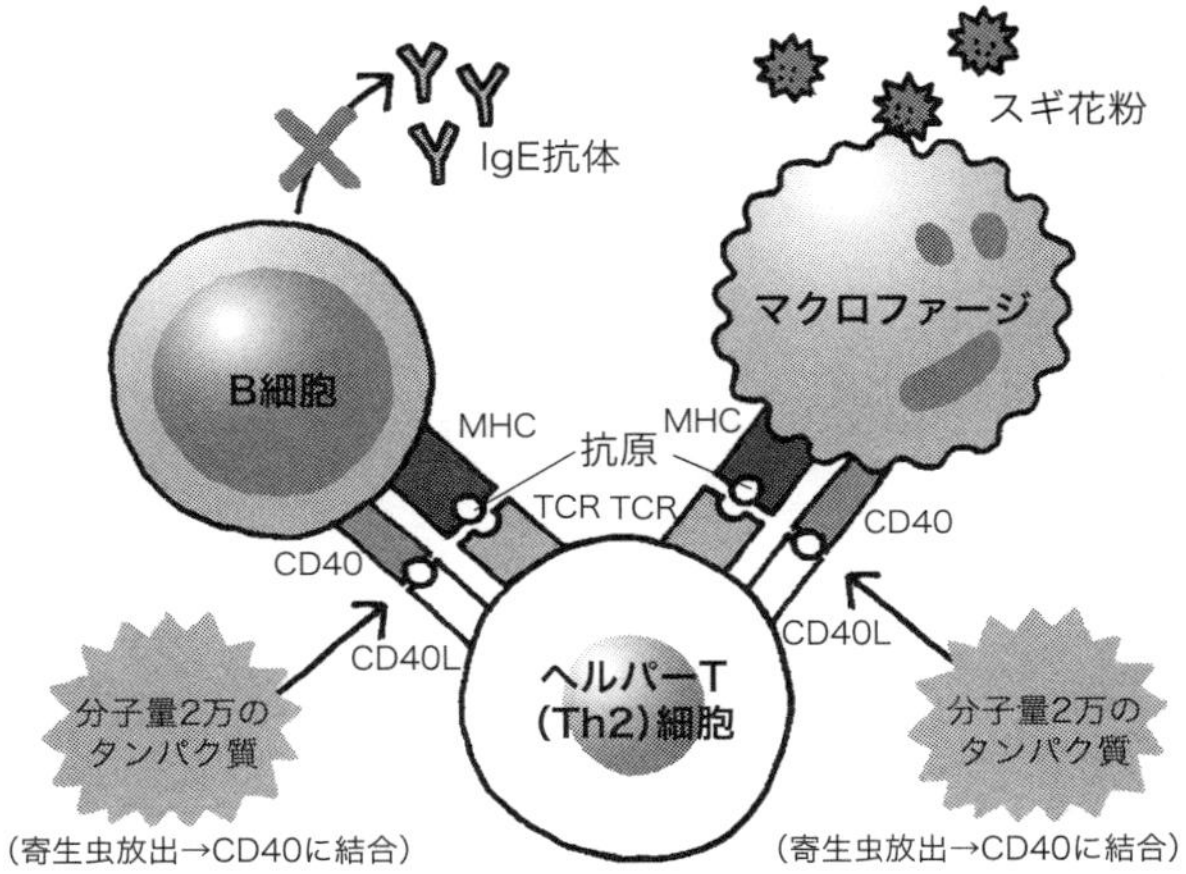

図1-8　寄生虫がアレルギーを抑えるメカニズム

く質がアレルギー反応を抑えていることがわかったのです。

　スギ花粉などのアレルゲンが体内に侵入すると、マクロファージがそれを食べ、アレルゲンの情報がTh－2細胞を通してB細胞に送られ、B細胞はスギ花粉に対するIgE抗体を産生します。ところが寄生虫が放出する分子量2万のたんぱく質がB細胞のCD40というレセプターにくっつくと、情報がブロックされてアレルギー反応が起こらなくなることを発見したのです。

9. 細胞性免疫はT細胞が主役

細胞性免疫は抗体に頼らない免疫反応で、その司令塔の役目をしているのがT細胞です。

T細胞は積極的にこの免疫反応に参加し、病原体に感染した細胞を排除します。マクロファージなどの貪食細胞に食べられても、その中で生き延びる病原体や貪食能を持たない細胞が感染してしまった場合、その病原体は抗体によっては排除できないため、T細胞の出番となるのです。

その機序は主に次の二つです。一つはヘルパーT細胞がマクロファージを活性化させ、マクロファージが侵入者である病原体を殺す経路。もう一つは、キラーT細胞が直接病原体を殺すという経路です。

体内に侵入したウイルスや結核菌などの細胞内寄生菌に対しては、まずマクロファージが食べます。マクロファージが病原菌を食べると**サイトカイン**という、細胞が細胞に情報を伝えるために使う物質が出て、ヘルパーT細胞のうちTh‐1という細胞が活性化します。活性化されたTh-1細胞はガンマ型インターフェロン(IFN-γ《ガンマ》)やTNF-αなどのサイトカインを産生し、それが侵入したウイルスなどの病原菌を殺すのです。

抗体やマクロファージによる防御システムをくぐり抜けたウイルスや細胞内寄生菌は、細胞内に入り込んで増殖し、細胞を破壊し始めます。このような事態になると、キラーT細胞が出現して直接攻撃します。

病原体を認識したキラーT細胞は活性化され、パーフォリンというたんぱく質を放出して標的細胞の膜に穴をあけダメージを与えます。それだけでなく、T細胞はこの穴を通じてグランザイムという酵素を注入します。グランザイムは標的細胞内で細胞死を誘導し、細胞が破壊されるのです。このような免疫反応を「細胞性免疫」とよびます。

10. 細菌とウイルス感染とでは免疫反応が異なる

さてここで、細菌やウイルスなどの感染時における免疫反応を具体的にみてみましょう。

細菌やウイルスなどの病原微生物との戦いが、免疫反応のはじまりであることは既に述べたとおりです。

しかし、細菌とウイルスとでは、私たちの免疫反応が異なるのです。

まず「細菌感染防衛」の場合ですが、はじめに第一線で戦うのはマクロファージや樹状細胞（樹状突起を持つ免疫細胞）、そして顆粒球などの貪食細胞です。これらが、細胞内に侵入した細菌をどんどん食べて殺していきます。

細菌を食べたマクロファージは、サイトカインとよばれるさまざまな可溶性のたんぱく質を分泌します。

サイトカインは、一種の免疫系のホルモンです。サイトカインにはいろいろな働きがあって、白血球を呼び寄せるもの、貪食を促進するものなどがあります。γ型インターフェロンというサイトカインは、マクロファージの貪食能を強める働きがあります。これらのサイトカインの働きで、ほとんどの細菌感染はここで終わります。

しかし、侵入してきた細菌が強力だったり、数が多かったりすると、ここで終わるわ

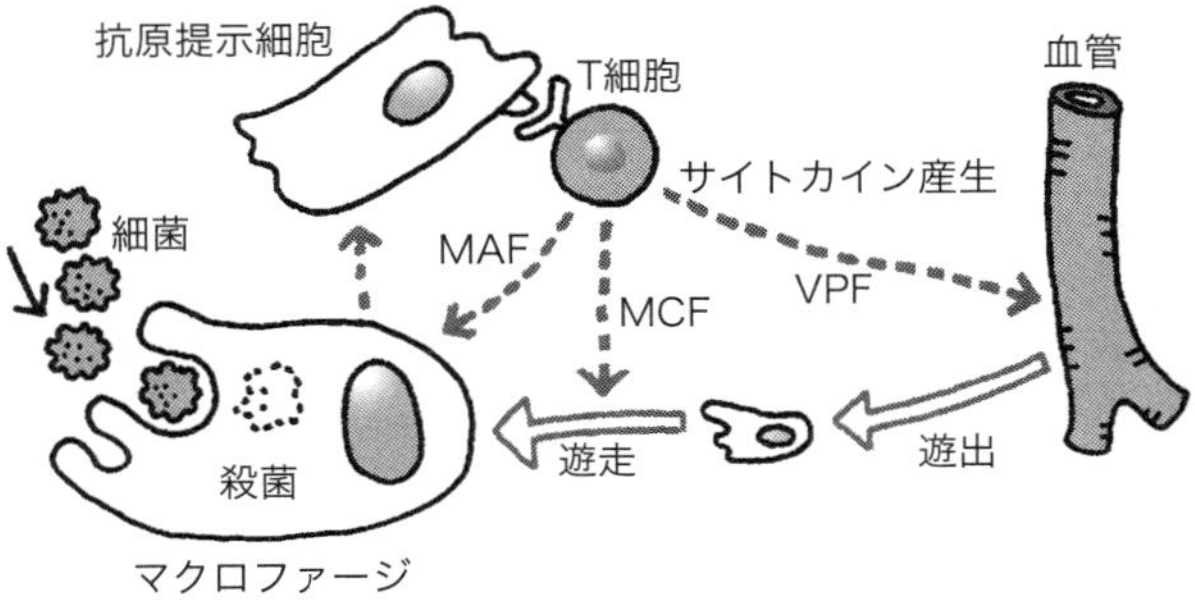

MAF=活性化因子　MCF=走化因子　VPF=血管透過性因子

細菌に感染した場合、マクロファージが細菌を飲み込み殺菌し、細菌の情報を抗原提示細胞に伝え、T細胞を活性化させる。活性化したT細胞はサイトカインを産生し、血管から新たなマクロファージを遊走させる。同時に、MCFをマクロファージに与え、細菌感染の場にマクロファージを集める。そしてさらにMAFを産生し、マクロファージを活性化させる。このようにして多数の活性化したマクロファージによって細菌は死滅する

図1-9　細菌感染防衛のしくみ

けではありません。傷口は化膿して、マクロファージや顆粒球の死骸である膿がたまってきます。さらに、リンパ節も腫れたりします。

一方、リンパ節のなかにはＴ細胞やＢ細胞が入っていて、病原菌などの抗原と反応し、抗体がつくられます。

細菌に対する抗体がつくられると、事態は好転します。抗体が細菌に結合すると、補体の力を借りて、細菌を貪食しやすくするため、貪食細胞によって効率よく処理されます。また、毒素は抗体に結合して無毒化されます。このようにして、細菌に対する炎症反応が終了するのです。

ところが、ウイルス感染の場合はこれらの反応とは異なります。

「ウイルス感染防御」の場合は、ウイルスが体のなかに入ると、そのまま単独では存在しないで、宿主の細胞のなかに侵入して細胞を変化させたり、死滅させたりして病気を引き起こします。詳しくいえば、宿主細胞に存在するＤＮＡ（デオキシリボ核酸）やＲＮＡ（リボ核酸）にウイルス自身の成分をうち込み、宿主の遺伝子に紛れ込ませます。

したがって、ウイルスに対してあらかじめ抗体をもっていれば、ウイルスが細胞に侵

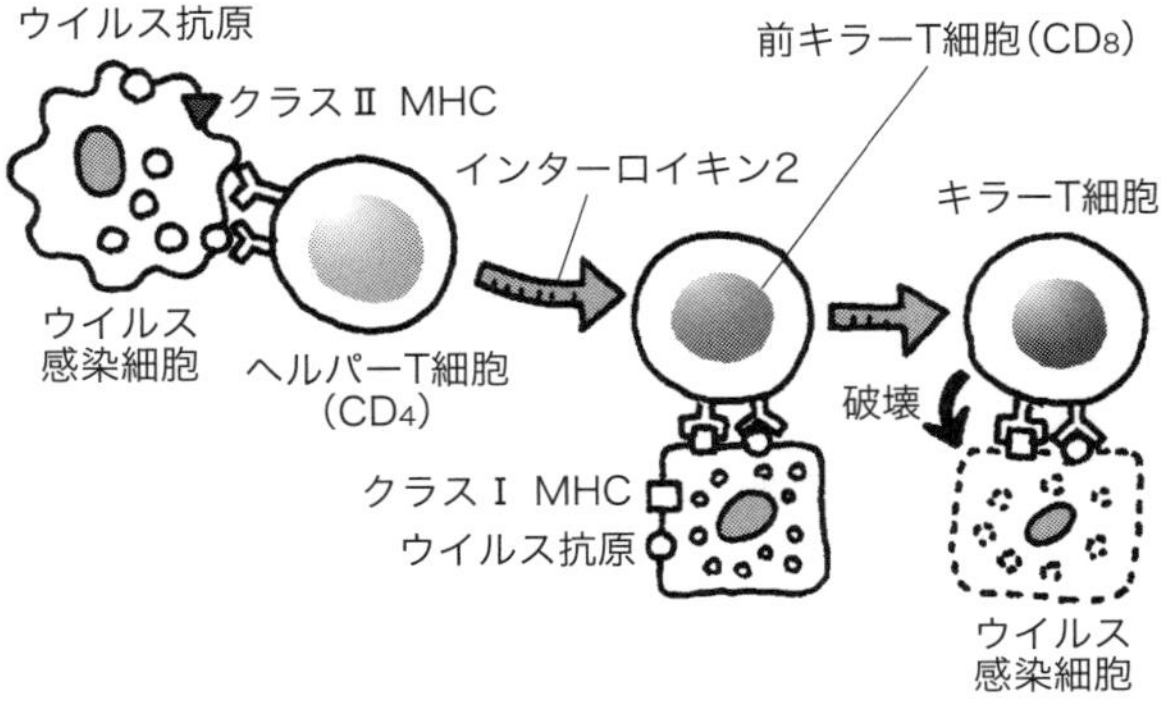

細胞がウイルスに感染すると、感染した細胞のクラスⅡ MHCやウイルス抗原にヘルパーT細胞が接着してインターロイキン2(サイトカイン)を放出し、前キラーT細胞をキラーT細胞へと変える。キラーT細胞はウイルス感染細胞の表面のクラスⅠ MHCとウイルス抗原に接着し、ウイルス感染細胞を破棄除去する

図1-10　ウィルス感染防衛のしくみ

入する前に抗体に結合して、細胞への侵入を阻止することができます。また、NK細胞はウイルス感染によって変化した細胞を効率よく殺すことができます。

この殺し屋細胞であるNK細胞は、IFN-γ（ガンマ型インターフェロン）を産生します。IFN-γは細胞に、ウイルスに対する抵抗性を持たせるものです。

この後に働くのが、T細胞が主体となった細胞性免疫です。T細胞が登場して、ウイルス感染細胞は殺されて除去されるのです。

★コラム　かぜが治るしくみ

かぜ症候群（普通感冒）は、私たちの身近な病気のひとつです。かぜの原因となるウイルスはいろいろあり、ライノウイルスやコロナウイルス、RSウイルスなどの重複感染によるものとされています。流行性のインフルエンザはインフルエンザウイルスによるもので、かぜとは区別されています。

かぜに罹《かか》ったとき、体の中ではどのような変化が起きているのでしょうか。

私たちの体にある皮膚や粘膜は、ウイルスなどの外敵が体内に侵入しないように繊毛や粘液などのバリアを張って守っています。しかし、それを突破してウイルスが入ってくると、体の中に入ったウイルスは自分の仲間を増やそうと、細胞に取りついてウイルスを増やし始めます。

自然免疫の働きでは、マクロファージと顆粒球（特に好中球）が、かぜのウイルスを食べて殺します。またNK細胞は、ウイルスに感染した細胞を自殺（アポトーシス）させてウイルスもろとも破壊し、ウイルスのさらなる増殖を防ぎます。かぜをひくと喉が痛くなり、鼻水やくしゃみが出るのは、アポトーシスにより細胞を失うことで粘膜が刺激されるからです。

また、これらの炎症が起こると、細胞からヒスタミンやサイトカインが放出されます。サイトカインは脳の内皮細胞で、プロスタグランジンという発熱の情報を伝える物質を作らせます。これが血流に乗って脳の視床下部にある発熱中枢を刺激することで、皮膚の血管が収縮して汗腺を閉じ、熱の放散を抑えます。また、熱が出てくると寒気がするのは、筋肉をふるえさせて発熱することで、ウイルスの力を弱めたり、免疫の働きを活性化させたりするためです。

獲得免疫の働きでは、ウイルスを食べたマクロファージが、免疫システムの司令官役であるヘルパーT細胞にウイルスの侵入があったことを知らせます。敵の情報を受け取ったヘルパーT細胞は、キラーT細胞に命令してウイルスと戦わせると同時に、B細胞へウイルスに対抗する抗体をたくさん作るように指令を出します。この抗体が補体と協力して、ウイルスに感染した細胞を破壊します。

加えて、T細胞とB細胞はこのウイルスの情報を記憶して、再度ウイルスが侵入してきた時に備えます。

このように、さまざまな役割を持つ免疫細胞が協力し合い、ウイルスに感染した細胞を攻撃してくれることによって、かぜは治っていくのです。

第二章　免疫力のカギをにぎる腸内細菌

1．人間の進化も腸内細菌のおかげ

私たちの体の免疫力は、腸と心が決めているという話を前章でお話ししました。確かに免疫力は腸で決まるのですが、正確にいうと、腸粘膜と腸内細菌との共同作業で決まるということです。

腸粘膜細胞と腸内細菌の共同作業によって、私たちの免疫の70％くらいが決まります。しかし、それだけではありません。ホルモンやビタミンを合成したり、幸せ物質であるドーパミンやセロトニンをつくったり、私たちが生きるために必要なことのほとんどを腸粘膜細胞と腸内細菌が担ってくれているのです。

草食動物は人間の腸よりはるかに長い腸を持っています。それは、腸内細菌の助けをあまり必要としないからです。チンパンジーの腸は人間の腸より長く、腸内細菌の数が少ないことが知られています。腸が自力で活動しなければならない割合が大きいため、脳の活動に十分なエネルギーが使えないのです。草食動物やチンパンジーは人間のように腸の活動に依存して腸内細菌に頼っていない分、脳を発達させられなかったという側面があるのです。

言い方を換えれば、人間がここまで進化できたのは、腸内細菌が人間の腸に棲《す》みつけるように自らの体を進化させてきたからです。

やがて草食動物と比べて人間の腸が短くなり、仕事の多くを腸内細菌に助けてもらうことで脳を大きくすることができました。古い時代から存在している生き物たちの協力を得ることによって、他の生物を圧倒するような進化を遂げることができたのです。

★コラム　便は何からできているか

私の研究生活の入り口は寄生虫でしたが、研究を続けていくうちにとりわけ好きになったのが、腸内に棲んでいる生き物たちです。

好きになるといろいろ知りたくなり、まず腸の中にどんな種類の寄生虫がいるのか、世界各地の発展途上国のウンチを集めて調べるようになりました。その結果わかってきたのは、国や地域によってウンチの大きさが違うということです。

たとえば、ニューギニアのある部族の人たちは1日1キロくらいウンチをします。あまりの量なので何からできているのか不思議に思い、顕微鏡で覗《のぞ》いてみると、腸内細菌の数がとても多いのです。実際、便の固形分の60％が水分、20％が腸内細菌とその死骸、15％が腸粘膜細胞の死骸、残り5％が食べカスです。

便の量が多いということは、腸内細菌の死骸も多いことを意味します。つまり、それだけたくさんの腸内細菌が棲んでいるということです。

また、腸粘膜の死骸が多いのは、腸がそれだけしっかりと働いていることの証《あかし》であると言えます。腸が元気であれば代謝が盛んになりますから、心身の健康レベルが高いことも想像できるでしょう。一人ひとりのウンチの大きさを測ってみるだけで、その人がどれくらい健康であるかが見えてくるのです。

ちなみに日本人で言うと、今の時代の人たちは戦前の3分の1くらいに便の量が減ってしまっているようです。

2. 腸の構造と免疫細胞

消化管は口から肛門まで、6~10メートルという1本の管です。胃から大腸まで、消化管内側の表面は一層の円柱上皮細胞からなる粘膜組織におおわれています。

消化管は内なる外です。食べ物も病原体も外から運び込まれます。口から入った食べ物は消化・吸収され、約24時間後に排泄《はいせつ》されます。胃では膵液《すいえき》によるでんぷんの消化が進み、強い胃酸によってたんぱく質が消化されます。多くの病原菌はこの強い胃酸によって殺され、侵入がはばまれています。

小腸は全体で約4~7メートルで、胃に続く20センチほどの十二指腸では分泌される膵液、胆汁、腸液によって消化が進み、胃液の酸性が中和されます。残り約5分の2にあたる空腸は絨毛《じゅうもう》構造がもっとも密に発達し、分泌される消化酵素の活性も高く、消化・吸収の中心になっています。

回腸はその下にあって、残り5分の3を占めています。ここに、後に述べる「**パイエル板**」などの腸管特有の免疫組織があるのです。

大腸は1・5メートルほどの長さで、盲腸、結腸、直腸からなっています。上部で水と電解質が吸収され、下部で便をつくっています。

食べものは人間にとっては異物ですし、有害物質が含まれていることもあります。腸は、その食べものを体内に摂りいれてよいかどうかを瞬時に見分ける働きをしています。また、私たちの体を病原菌などから防ぐために、腸には強い免疫系が必要となります。そんな腸の役割のために存在しているのが、回腸にとくに多いパイエル板などの腸管特有の免疫組織です。

そして、この腸特有の免疫組織を活性化しているのが、**3万種類、1000兆個以上生息している腸内細菌**です。小腸には小腸特有の、より嫌気性環境の大腸には大腸特有の腸内細菌類がそれぞれ定住して、免疫組織を活性化しているのです。

消化管は奥に進めば進むほど、酸素の濃度が薄くなっていきます。これは、呼吸でと

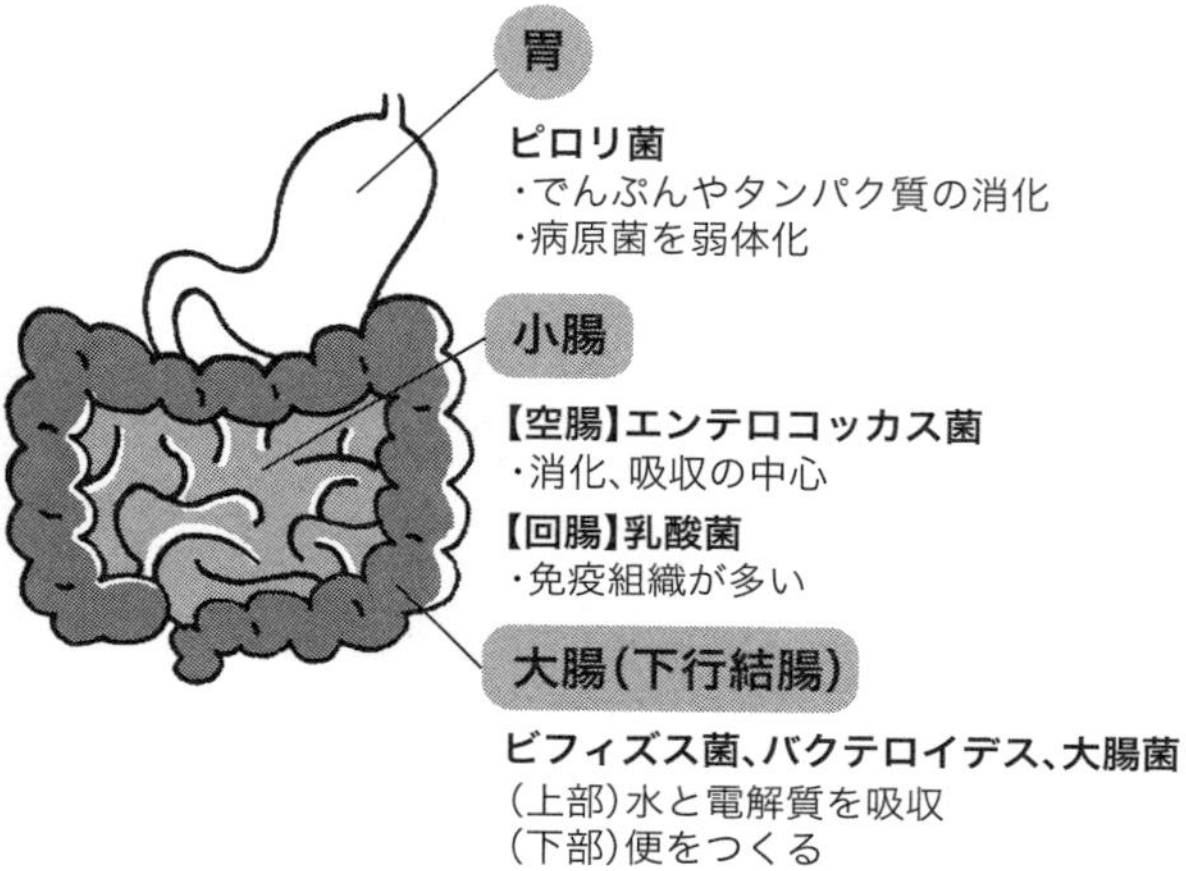

図2-1　腸内細菌の分布とその役割

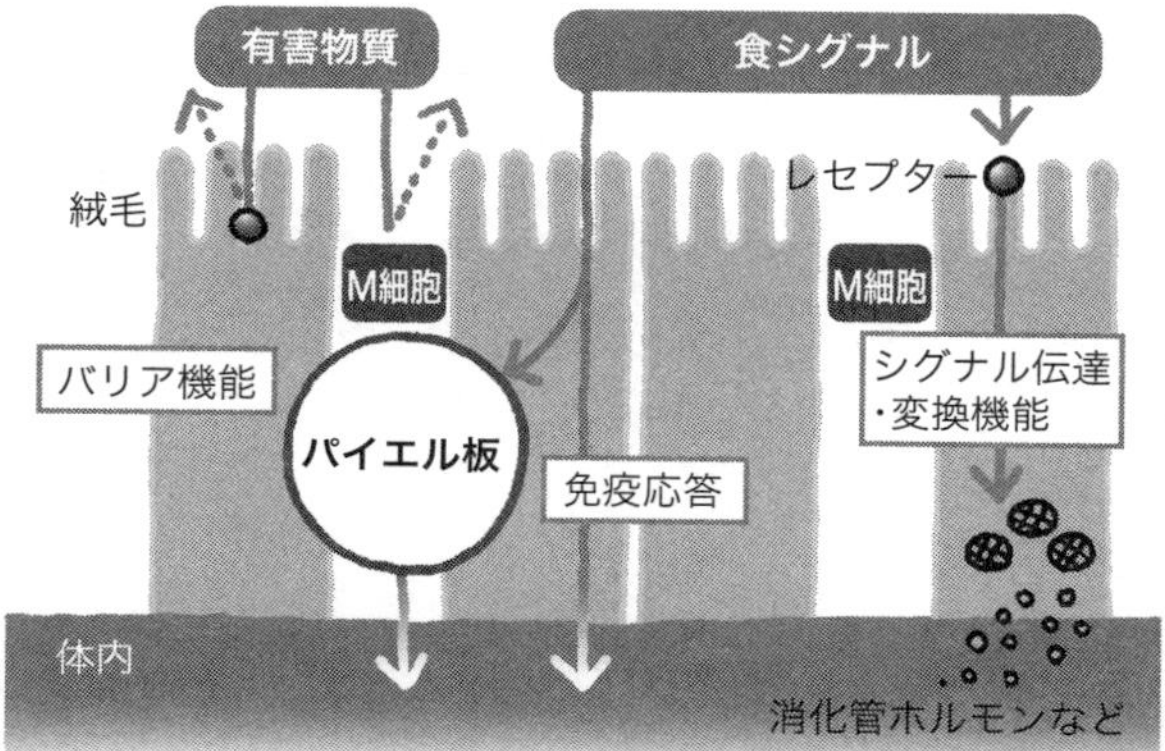

図2-2　回腸の免疫組織

	【ビフィズス菌】	【乳酸菌】
腸内での菌数	1〜10兆個	1億個〜1000億個
大腸内善玉菌での占有率	99.9%	0.1%
生息するエリア	主に大腸	主に小腸
生成物	乳酸・酢酸《さくさん》	乳酸

図2-3　「ビフィズス菌」と「乳酸菌」の違い

り入れた酸素が腸の奥まで届きにくいのに加え、腸管上部に生息している細菌が呼吸することで酸素を消費してしまうからです。したがって、大腸内では酸素のある環境で生きられる菌の生育は少なく、酸素のない環境で生きる偏性嫌気性菌がほとんどを占めています。

3．腸の最大の免疫組織「パイエル板」

腸で多くの免疫の働きを担っているのは、小腸下部の回腸にある「パイエル板」という組織です。

パイエル板は、小腸の絨毛の間に存在するリンパ小節が集合した腸管特有の免疫組織で、も

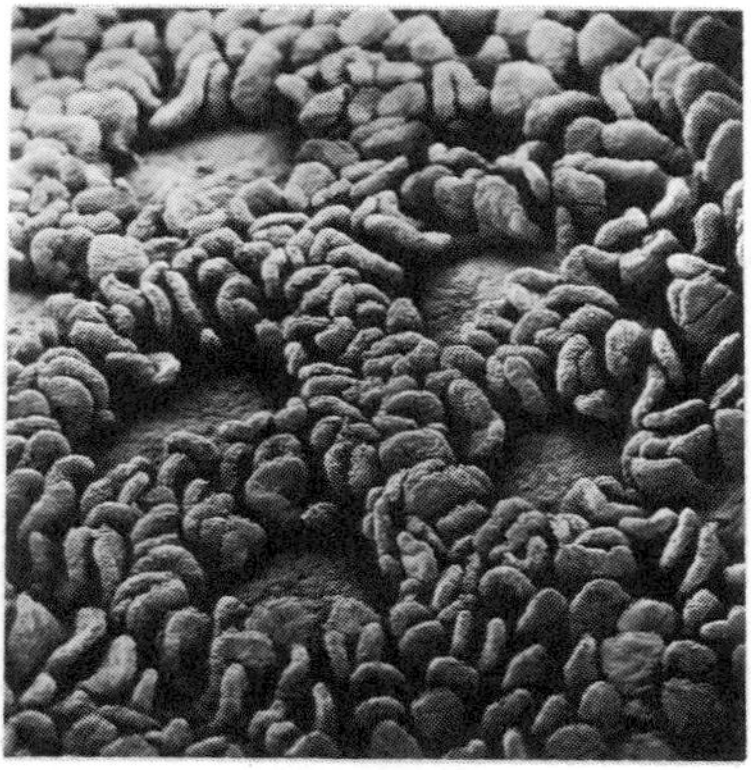

パイエル板は回腸に多く、リンパ小節が集合した腸管独特の免疫組織である

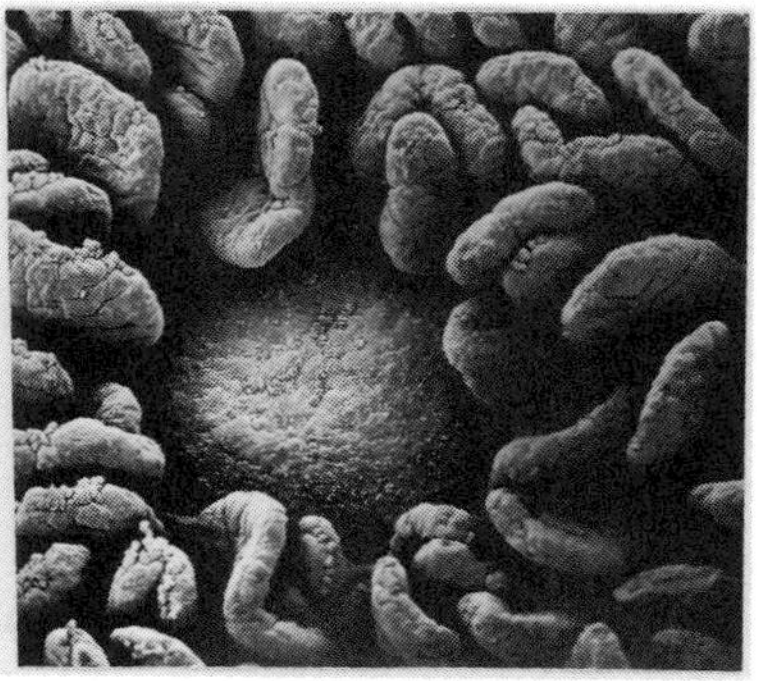

小腸絨毛の間に存在するドーム形のパイエル板

図2-4　腸管と腸の免疫力のかなめ「パイエル板」

っとも外側に**M細胞**という特殊化した細胞を持ちます。M細胞には微絨毛がなく、その上は粘液が薄くおおい、病原菌をそのまま細胞内に取り込みます。M細胞が取り込む病原菌としては、コレラ菌や赤痢菌、チフス菌などが確認されています。細菌感染が起こると、M細胞が短時間で増殖することも知られていて、おそらく免疫的誘導によって既存の腸の細胞が変化するものだと考えられています。

M細胞内には、殺菌酵素を持つリゾチームは存在しません。したがって、M細胞の表面に強く粘着したコレラ菌などは、完全な形でM細胞内に輸送され、局所免疫を誘導することになります。病原菌をとらえたM細胞は、病原菌をマクロファージに引き渡し、T細胞に抗原を提示します。刺激されたヘルパーT細胞がB細胞を活性化してIgA抗体が産生され、このIgA抗体によって細菌の粘膜上皮組織への付着が阻害されます。

しかし、すべての病原菌がM細胞によって処理されるとはかぎらないようです。サルモネラ菌は、M細胞に侵入したあとにM細胞を破壊し、また病原性大腸菌（EPEC）や腸管出血性大腸菌（O-157）は、M細胞を避けるように吸着するといいます。

液性免疫では、粘膜固有層に存在するB細胞を中心に抗体産生が行われています。腸

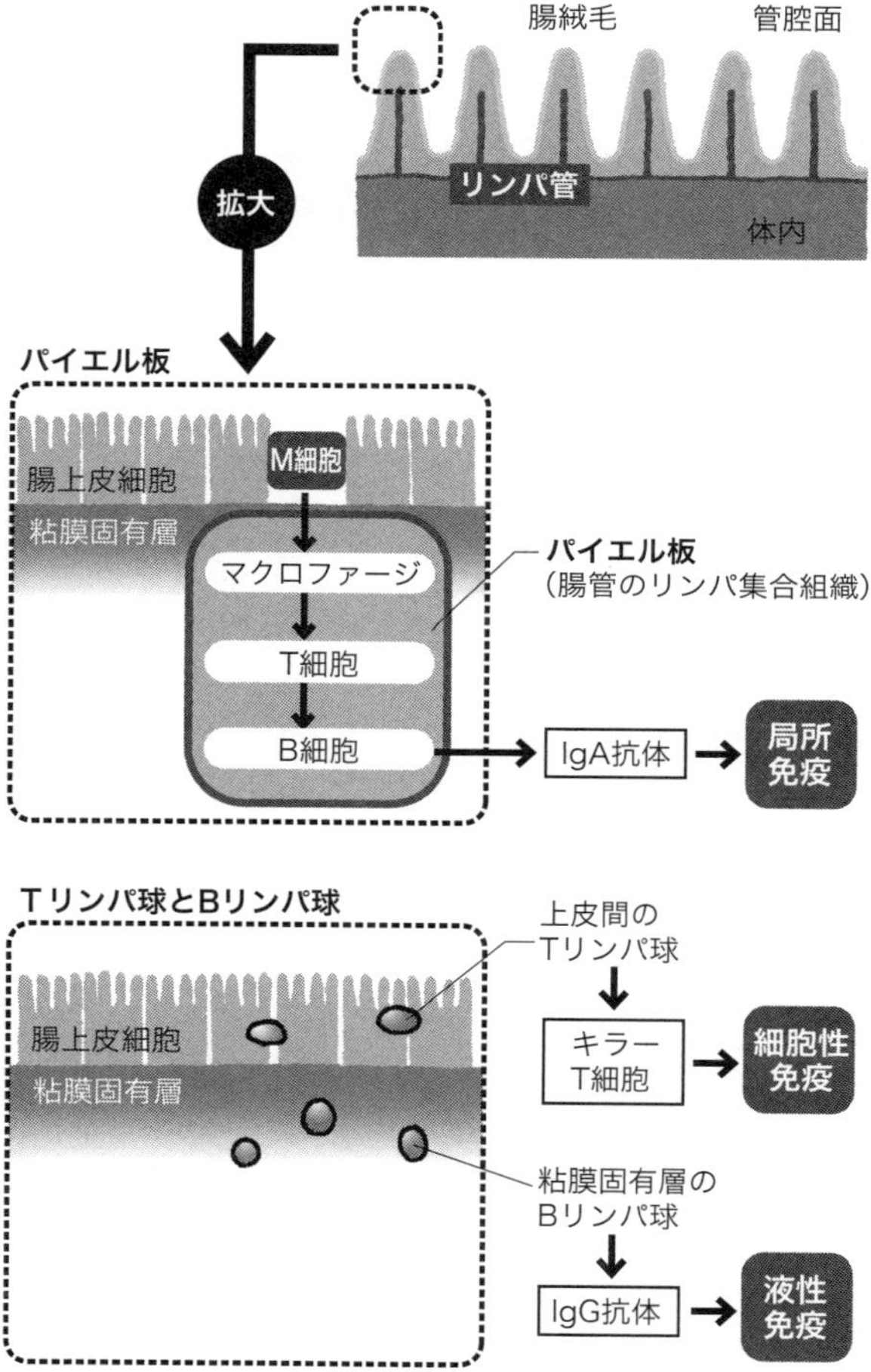

図2–5　パイエル板と免疫反応

の上皮細胞間に腸上皮間リンパ球というものがあります。上皮細胞6個に対してこのリンパ球は1個の割合で存在し、そのほとんどがキラーT細胞で、細胞性免疫の主体となっています。

4. 腸の免疫組織を活性化する腸内細菌

腸には人体で最大の免疫組織があって、腸内細菌がその免疫組織を活性化していることがわかってきました。

たとえば、乳酸菌を与えると免疫が増強されることはよく知られています。乳酸菌の細胞壁に強力な免疫増強因子があって、それが腸の上皮細胞間のTリンパ球や粘膜固有層のBリンパ球を刺激していることがわかりました。

私は腸内細菌活動を高めて、体全体を健康な状態にする健康法を「**腸内フローラ健康法**」と名付けています。

腸内フローラがいつまでも美しいままで、バランスよく大きく育つと免疫力は増強します。そうすると、がんやアレルギーにならないばかりか、心まで豊かになってきます。腸の蠕動《ぜんどう》運動も活発になり便秘が解消され、知らず知らずのうちに肌もとても美しくなります。

腸内細菌を増やし、腸内フローラを美しく保つには、まず第一に穀類、野菜類、豆類、果物類などの植物性食品を摂ることです。それは、これらの植物性食品が腸内細菌の餌《えさ》となって腸内細菌の数と種類を増加させ、腸内フローラがより大きくなるからです。

第二に発酵食品を食べることです。そして第三は食物繊維やオリゴ糖を摂ることです。いずれの方法も腸内細菌が元気になって、腸内フローラを大きく美しくさせます。

そして第四に、加工食品や食品添加物などの入った食品をなるべく避けることです。これらの食品を摂っていると腸内フローラが減少して、腸の正常な機能が働かなくなる場合があります。

第五に、よく噛《か》んで楽しく食べることです。第六に適度な運動をすること。そして最後の第七としては、自然と触れ合うことです。これらのことが腸をきたえる7つのワザであり、腸内フローラ健康法なのです。

5. 腸内細菌の種類とその働き

前項で、腸内フローラを美しく保つと健康になるという話をしました。ここで腸内フローラについて、もう少し詳しく説明しましょう。

長さが10メートル近くにもなる腸管ですが、それを広げるとテニスコート1面分にもなります。そこにはまるでお花畑のように腸内細菌が生息しています。

「フローラ」とはお花畑のことで、腸内細菌叢《そう》のことを腸内フローラというのは、細菌類のつくる集落が色鮮やかで、まるで花畑のようにきれいに形作られているからです。

この腸内フローラの美しさは、腸内細菌類の「なわばり」を主張する性質のたまものといってもいいでしょう。新たに侵入してきた菌に対しては腸内フローラを形成している細菌類がさかんに攻撃を繰り返します。腸内フローラ間の緊密な連携によって免疫系が活性化していて、それが病原菌などの新たに侵入した菌を排除しているのです。

微生物の研究で古くから使われている便を培養する方法で腸内細菌を調べると、成人で約500種類以上、約100兆個の腸内細菌が存在していると言われていました。しかし最近の研究で、16Sリボゾーマル RNAという遺伝子を調べる方法で腸内細菌を調べてみると、培地で培養できない腸内細菌の数が、培養できる腸内細菌の実に10倍、つまり3万種類以上、1000兆個も存在していることがわかりました。

そして、培養できない菌はほとんど「日和見菌」と言われるもので、腸内細菌全体の4分の3を占め、善玉菌とよばれる腸内細菌は全体の10%、悪玉菌とよばれる腸内細菌は15%をそれぞれ占めていることがわかりました。

6. 腸内細菌の大部分を占める日和見菌の重要性

腸内細菌のうち最近まで重要視されてきたのが、乳酸菌やビフィズス菌などのいわゆる「善玉菌」とよばれるものでした。確かに乳酸菌などの善玉菌が多い腸内環境は絶対に必要なのですが、最近の研究では善玉菌の他にも、日和見菌も重要な働きをしていることがわかってきました。

日和見菌とは、腸内環境が善玉菌優位の状態にあると善玉菌に加担し、悪玉菌優位の時には悪玉菌に加担する細菌類です。したがって、免疫を高めるには善玉菌優位な状態にし、日和見菌を多くすることが必要なのです。

しかし、日和見菌といわれる細菌類は、その他にもいろいろ重要なことをしていることが最近の研究で明らかにされてきました。

日和見菌は大きくわけて「フィルミクテス門」と「バクテロイデス門」にわけられています。

イタリアのある研究では、高食物繊維、低カロリー食を食べているアフリカ原住民はバクテロイデス門が多く、低食物繊維、高カロリー食を食べているイタリア人はフィルミクテス門の腸内細菌が多いことがわかったのです。

さらに、バクテロイデス門の細菌は肥満を防ぐこともわかりました。バクテロイデス門の細菌は、食物繊維をエサにして「短鎖脂肪酸」を産生します。この短鎖脂肪酸は脂肪細胞に働いて脂肪細胞が脂肪を細胞内に取り込むのを阻止し、筋肉に働いて脂肪の分解を促していることがわかったのです。つまり、バクテロイデス門の細菌は「やせる腸内細菌」だったのです。

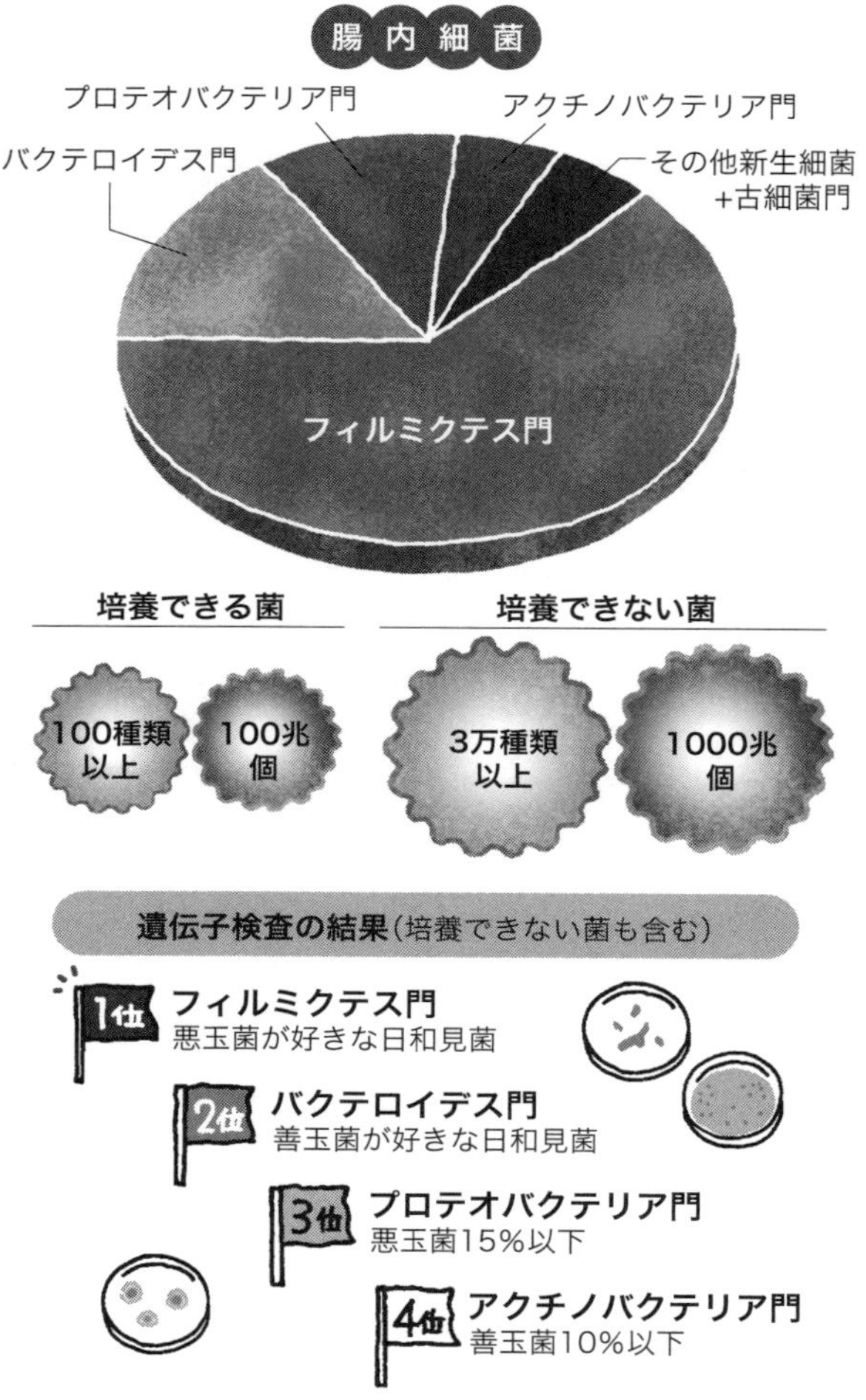
腸内細菌
プロテオバクテリア門
アクチノバクテリア門
バクテロイデス門
その他新生細菌
+古細菌門
フィルミクテス門
培養できる菌
培養できない菌
100種類
以上
100兆
個
3万種類
以上
1000兆
個
遺伝子検査の結果(培養できない菌も含む)
1位
フィルミクテス門
悪玉菌が好きな日和見菌
2位
バクテロイデス門
善玉菌が好きな日和見菌
3位
プロテオバクテリア門
悪玉菌15%以下
4位
アクチノバクテリア門
善玉菌10%以下

図2-6　腸内細菌の構成

また、この短鎖脂肪酸は腸粘膜のエネルギー源として使われます。一部は血流にのって全身に運ばれ、肝臓や筋肉、腎臓などの組織のエネルギー源になったり、脂肪を合成する材料として利用されています。

これまでこの短鎖脂肪酸は、ヒトの大腸において消化されにくい食物繊維やオリゴ糖を腸内細菌が発酵することによって生成されると説明されてきましたが、その作業は日和見菌であるバクテロイデス門の細菌が主として行っていることが最近の研究で明らかにされています。

脂肪酸とは油脂を構成する成分の一種で、数個から数十個の炭素が鎖のようにつながった構造をしています。そのうち炭素の数が6個以下のものが短鎖脂肪酸とよばれ、それには酢酸、プロピオン酸、酪酸などが含まれます。

このように、バクテロイデス門の産生する短鎖脂肪酸は、いろいろ健康上有益なことをしていることがわかっています。これまで述べたことのほか、腸内を弱酸性の環境にすることで有害な菌の増殖を抑制したり、大腸の粘膜を刺激して蠕動運動を促進したりしています。

日和見菌のなかには大豆をエサにしてエクオールという物質をつくり、老化を防止したり、女性の更年期障害を抑えたり、コラーゲンの生成を促進して皮膚のシワなどを防ぐ役割をしている細菌類も発見されています。

★コラム　おデブ菌

バクテロイデス門の細菌は「やせる菌」でしたが、日和見菌のもう一つの種類であるフィルミクテス門の細菌は反対に「おデブ菌」だといえます。

この種の菌が腸内細菌で優位を占めてくると、少し食べただけで太ってしまうのです。たぶん、フィルミクテス門の細菌は食物繊維があっても、それをうまく発酵できないのではないかと思います。

フィルミクテス門の細菌類は「おデブ菌」として働いているだけではありません。日本の学者によって発見された「アリアケ菌」は人を肥満にするばかりでなく、がんを誘発することがわかりました。肥満になるとがんになりやすいという因果関係がこれで明らかになったというわけです。

7．免疫を高めている土壌菌

赤ちゃんは手あたりしだいに周りのものをつかんでなめようとします。その理由は、土壌菌など身のまわりの菌を体に取り込もうとしているのです。私たちはそれを「バッチイからダメ！」といってやめさせようとしますが、それは間違いです。

人間は清潔な食器で、ときには防腐剤などの添加物が混じった、無菌に近い食品を食べていますが、こんなことをしている動物は人間だけです。野生の動物は泥がついた汚いものを食べていても元気です。

生まれたばかりのパンダの赤ちゃんは土をなめ、お母さんのウンチをなめます。そうしないとパンダになれないのです。笹を消化する酵素を、生まれつきのパンダ自身は持っていません。ですからパンダの赤ちゃんは、早くから腸内細菌を増やそうと努力しているというわけです。

コアラもユーカリを無毒化する酵素を持っていません。腸内細菌がユーカリの毒を消しているのです。したがって、コアラの赤ちゃんも生まれたら土をなめ、お母さんのウンチをなめるのです。

柱にいるシロアリも、木の繊維を消化する酵素を全く持っていません。シロアリの腸内細菌が持っています。ですから動物は、腸内細菌をふやそうとして土壌菌を腸に取り込もうと努力しているのです。

人間だって同じです。野菜の食物繊維であるセルロースを分解する酵素は、人間の体の中にはもともとありません。腸内細菌がせっせと分解してくれているのです。

また、みなさんは「地鶏」と「ブロイラー」ならどちらの肉が好きですか？　地鶏のほうが元気で肉もしまって美味しいことは、誰もが認めることでしょう。地鶏は土の中のエサを食べています。自然の中の土壌菌を取り込むと腸内細菌も元気になり、肉も美味しくなるということです。

私たち人間も、本当は落ちたものでも拾って食べるくらいの方が、腸内細菌は喜ぶということを知っておいてほしいと思います。

第三章　免疫は栄養で変わる――食べ物と免疫

1．日本人の腸内細菌数が減っている

日本人の腸内細菌数は戦前に比べて大変少なくなっています。腸内細菌叢《そう》のバランスも崩れていて、日本人の腸年齢も老化しています。それは糞便《ふんべん》を調べればわかります。

前にも述べましたが、糞便の大部分は生きた腸内細菌と死んだ腸内細菌とが占めています。したがって、糞便を調べれば腸内細菌の種類とその量がわかるというわけです。

食物繊維の研究をしている姫路工業大学の辻啓介《つじけいすけ》教授によると、太古のアメリカ先住民の糞便には、麦わらや羽毛、種子などが混じっており、1回分の量が800グラム、繊維質だけでも150グラムあったということです。

辻教授によると、日本人の糞便量が戦後50年で大変少なくなっているといいます。日本人の食生活が欧米化した結果、繊維質の摂取量が極端に少なくなったからだと述べて

います。確かに戦争直後は1人当たり1日27グラムだった繊維質の摂取量が、いまでは12グラムにまで減少しています。

調査によると、戦前の日本人の糞便量は1日1人当たり約400グラムでしたが、戦後はどんどん量が減り、いまでは1日1人当たり200グラムぐらいになっています。若い年齢層では150グラムぐらいが多く、便秘で悩んでいる女性の場合は80グラム程度しかなかったという調査結果もあります。現代人の糞便量は、戦前の約3分の1までに減少しているのです。

これは、腸内細菌のエサである野菜や豆類の摂取量が減り、食物繊維の摂取量も減っているからです。日本人の野菜消費量は、1985年に1人あたり年間110・8キログラムであったものが、1995年に108キログラム、1999年には102・8キログラムまで減りました。その後も低下を続けていて、2010年には88・3キログラムまで減っています。食物繊維の摂取状況は、今も減り続けているのです。

日本人の腸内細菌が減少した背景には、腸内細菌のエサである食物繊維や野菜、豆類の摂取量が低下したほかに、食生活の乱れやストレスの多い現代の社会環境も関係して

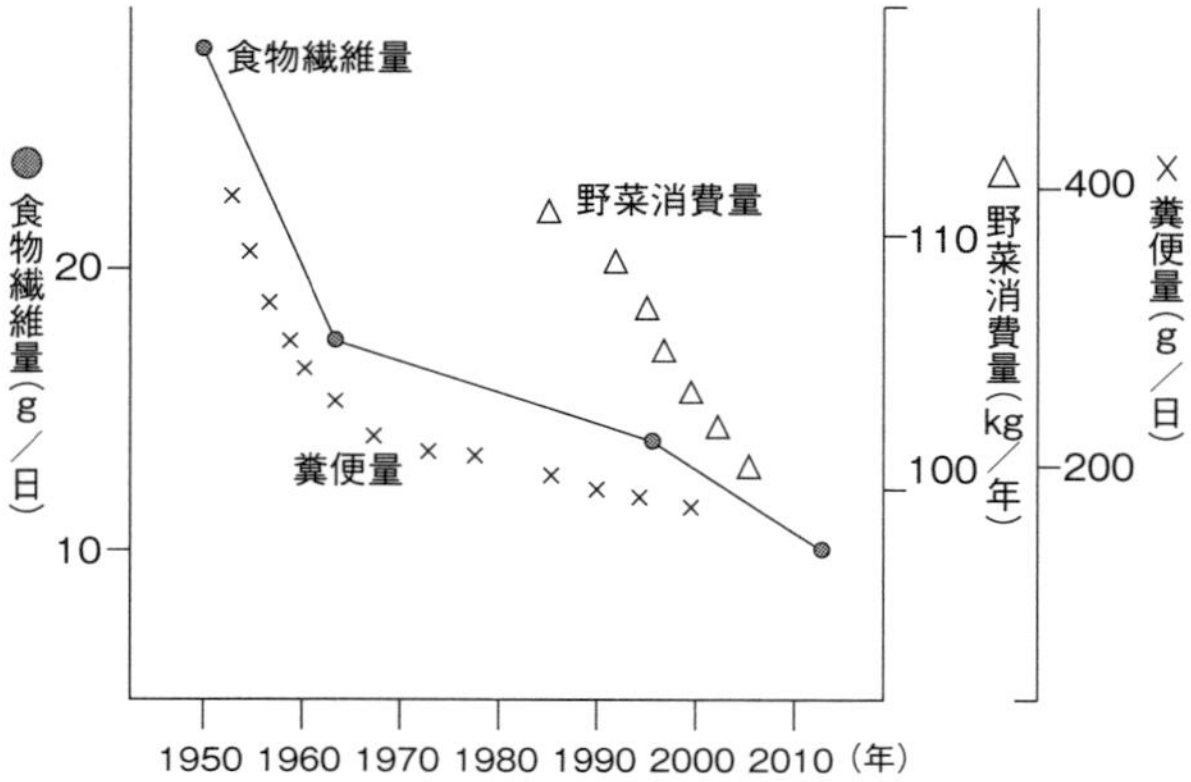

出典：藤田紘一郎『こころの免疫学』2011年、新潮社

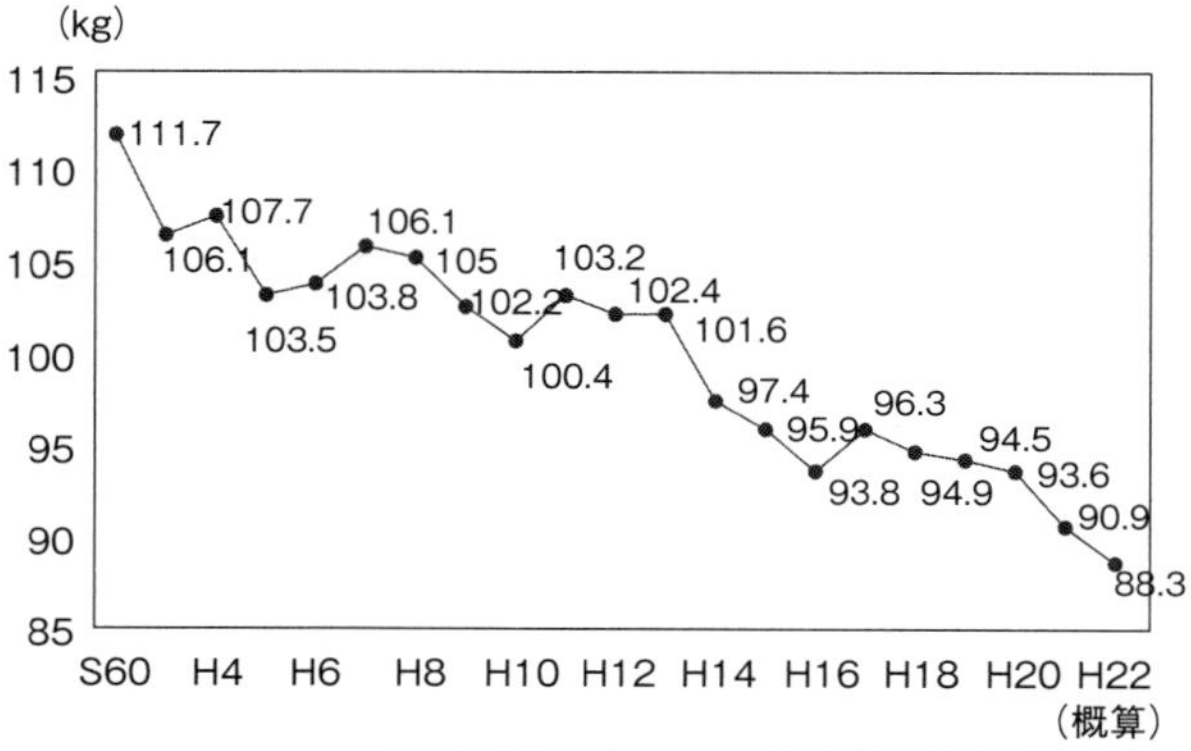

出典：農林水産省「食糧需給表（平成22年度）」から作成

図3—1（上）　変化する日本人の食生活
（下）　1人あたりの野菜消費量推移（1人1年あたりの消費量kg／年・人）

いると思われます。

2. 善玉菌が優位になる食物で免疫は高まる

免疫を高める第一の方法は、乱れた腸内細菌を「生きた細菌類」を用いて正しい環境に保つ、すなわち腸の中に乳酸菌やビフィズス菌を増やし、腸内細菌のバランスをうまくとるようにすることです。この方法をプロバイオティクスといいます。

第一章でも述べたように、生きた乳酸菌やビフィズス菌が入ったヨーグルトなどの発酵食品を摂る方法です。しかし、口から入った乳酸菌などの菌がそのまま腸に棲《す》みついてくれるわけではありません。腸まで生きて届くビフィズス菌とうたわれている食品などもありますが、大部分の乳酸菌やビフィズス菌は胃酸に弱く、90%近くが胃で死んでしまいます。

しかし、これらの乳酸菌やビフィズス菌がたとえ胃の中で死んだとしても、それでよいのです。これらの細菌類の死骸が含まれた溶液が腸に届くと、腸にいる乳酸菌やビフ

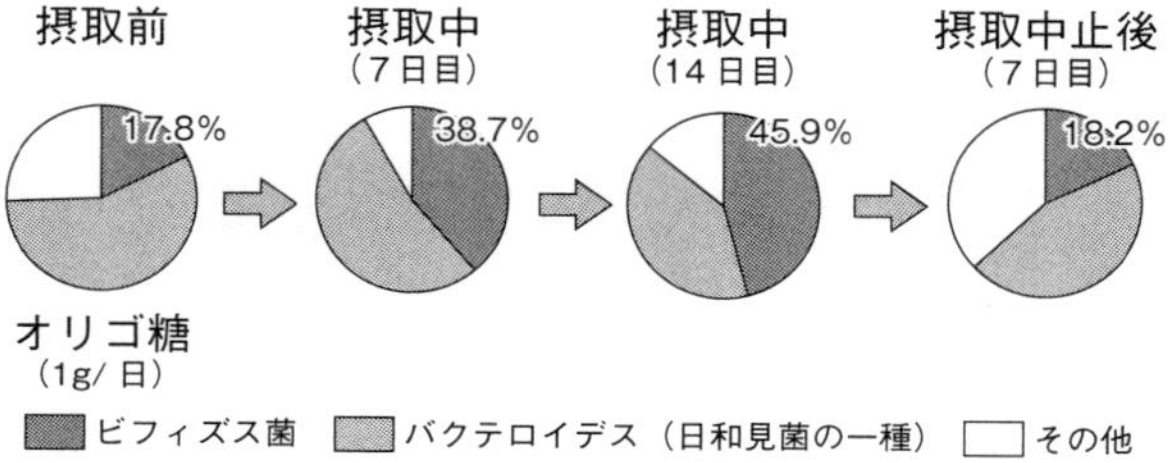

図3-2　オリゴ糖を摂取するとビフィズス菌が増える

ィズス菌が大量に増えるからです。

最近では生きた細菌ばかりではなく、善玉菌のエサになる物質を腸内に取り込もうというプレバイオティクスもさかんにおこなわれ始めました。善玉菌のエサであるオリゴ糖や糖アルコール、水溶性食物繊維、プロピオン酸生産菌による乳清発酵物などを使って善玉菌を増やそうという試みです。

さらにこれらの2つの方法を組み合わせた**シンバイオティクス**もさかんに行われるようになっています。

オリゴ糖は熱や酸に弱く、胃酸や消化酵素によって分解されず、腸まで到達しやすい特性を持っています。オリゴ糖を飲んで腸内細菌叢の変化をみると、摂取前には17・8％を占めていたビフィズス菌が摂取1週間後には38・7％、2週間後には45・9％にもなっていました。

いました。
、長く続け

オリゴ糖はでんぷんや砂糖、大豆、乳糖などを原料につくられる少糖類のことです。オリゴ糖がエサとなってビフィズス菌が増え、逆に悪玉菌は減ります。オリゴ糖は大豆、ごぼう、たまねぎなどに多く含まれていますから、これらを使った食品を積極的に食べ続けることが必要です。

多糖類の中で腸内細菌のエサになるのが食物繊維です。食物繊維のなかで水に溶ける水溶性のものを腸内細菌はより好むようですが、不溶性の食物繊維にも重要な役割があります。腸内のカスや細菌の死骸をからめとりながら、便のカサを増やすという重要な役割を果たしているのです。不溶性の食物繊維が不足すれば、食べもののカスが腸内に

糖類の種類			腸内細菌の餌
糖質甘味料	単糖類	グルコース（ブドウ糖）	○〜×
		フルクトース（果糖）	
		ガラクトース	
	二糖類	スクロース（ショ糖）	○〜×
		マルトース（麦芽糖）	
		ラクトース（乳糖）	
	オリゴ糖	フラクトオリゴ糖	◎
		大豆オリゴ糖	
		乳果オリゴ糖	
–	多糖類	食物繊維（不溶性）	○
		食物繊維（水溶性）	◎
		でんぷん	○〜×
		グリコーゲン	○〜×
糖質甘味料	糖アルコール	キシリトール	○〜×
		ソルビトール	○
		マンニトール	◎

図3-3　腸内細菌の餌となる糖類

残って腐敗菌を増殖させる一因となります。

言い換えれば、排便量が減少するということは、私たちの腸内環境が悪くなっていることを示す信号なのです。お腹に便を残さず「理想のウンチ」と言われる黄金色でバナナ型の便を出すには、十分な量の食物繊維を摂ることが重要です。

食物繊維によって腸内の環境を良好に保つこと

がいかに重要かを示す、興味深い事実が近年明らかになってきました。米国国立がん研究所が、野菜や豆類、穀物などを多く摂れば免疫力が上がってがんを予防でき、アレルギーも抑えられるという研究結果を発表したのです。これらの食品は免疫を上げると同時に、便秘や下痢をしない元気な腸を保つためにも役立ちます。

しかし、前にも述べたように、日本人が摂取する食物繊維の量は年々減少しています。果物類の摂取量は変わりませんが、野菜の摂取量が極端に少なくなってきたのです。

私たち現代人の体のしくみや機能は、草や木の実を食べていた約1万年前の祖先とほとんど変わっていません。ですから、野菜や豆類、穀類などを日頃からきちんと摂ることが必要なのです。

4. 長寿を導く発酵食品

私は以前、東京農業大学の小泉武夫《こいずみたけお》名誉教授と共著で『カイチュウ博士と発酵仮面の「腸」健康法』という本を出版しました。そのなかでは、発酵食品を食べると腸内細菌が元気になることを述べています。

いま日本では、腸内の善玉菌だけを増やそうとする試みがさかんになされています。しかし**重要なことは善玉菌と悪玉菌とのバランス**なのです。腸内の善玉菌と悪玉菌とは絶えず勢力争いをしています。このバランスが良好に保たれているときは腸の機能が正常にはたらき、新陳代謝も活発になって免疫も向上します。

逆にこのバランスが崩れると、消化吸収機能や免疫機能、神経内分泌機能のすべてにおいて影響が出てきます。

発酵食品には漬け物や納豆、みそ、ヨーグルト、チーズなどがあります。漬け物には乳酸菌、納豆には納豆菌、みそには麹《こうじ》菌、ヨーグルトにはビフィズス菌、チーズには乳酸菌など、いろいろな細菌がいます。乳酸菌やビフィズス菌などがほかの腸内細菌におよぼす影響についてはある程度明らかにされていますが、たとえば納豆菌などが腸内に入るとどのような影響が起こるかについては、全く解明されていません。

しかし納豆菌であれ麹菌であれ、これらの細菌類を腸の中に入れると腸内細菌が増え、バランスがよくなって結果的には免疫機能が向上することがわかっています。

日本の伝統食品には納豆や漬け物をはじめ、みそやしょうゆなどの発酵食品がたくさんあります。日本の伝統食品を摂っていると常に免疫力が上がり、結果的に長寿になるのです。

世界の長寿地域として有名な、カフカス（コーカサス）地方に位置するジョージア共和国の食事には、朝・昼・夜と必ず乳酸菌でつくったヨーグルトが出てきます。乳酸菌がつくった酸で、ストレスなどで乱れた腸内細菌のバランスが整えられ、免疫力増強につながっているのです。

5．便秘をなくすと免疫は高まる

便秘を防ぐには、よい便をつくり、出すための力をつけることです。それには食物繊維のほか、腸内細菌の力が大切です。

人間の腸の中に棲んでいる腸内細菌は、便通をうながすなど体によい働きをする善玉菌と、免疫力を低下させるなどあまりよい働きをしていない悪玉菌に大別されますが、便秘を防ぐには善玉菌を増やすことが重要です。

ですからデザートを食べるにしても、寒天などの食物繊維を加えたヨーグルトは便秘を予防し、免疫力を高める善玉腸内細菌の育成に都合がよいことになります。

また「焼きバナナ」もよいでしょう。バナナに含まれているオリゴ糖は焼くことによって増え、バナナに含まれる食物繊維も腸の働きに力を与えてくれます。

そして納豆とめかぶ、オクラでつくる「ねばねば3兄弟」のおかずを食べることも便秘予防になり、免疫力を高める最適な方法と言えるでしょう。これらの食品は、粘り気が強いのが特徴です。このねばねばの正体は、水溶性食物繊維の多糖類であり、腸内の善玉菌を増やすほか、免疫細胞を活性化させるはたらきがあります。

こうした共通成分のほかにも、3つの食品にはそれぞれ有効成分が含まれています。納豆には「ナットウキナーゼ」という酵素があり、血栓を溶かすはたらきがあります。めかぶにはアルギン酸やフコイダンなどの食物繊維がたっぷり含まれています。これらの食物繊維は余分なコレステロールの吸収を抑制し、便とともに排出する力があります。

オクラのねばねば成分には、多糖類以外に「ペクチン」や「ムチン」という物質が含まれています。これには整腸作用があり、下痢や便秘を防いでくれます。オクラは他にもビタミンB・Cが豊富で、カリウムや鉄などのミネラルもたくさん含まれているのです。

6．よく噛《か》むと免疫力も上昇する

よく噛んで食べることとは、食物中に含まれている活性酸素を消す効果があります。活性酸素は免疫機能を傷害するので、よく噛んで活性酸素を消すことは、免疫力を高めることにつながるのです。

唾液にはカタラーゼ（CAT）、スーパーオキシダーゼ（SOD）、ペルオキシダーゼ（POD）などの酵素が、アミラーゼやリパーゼなどの消化酵素とともに含まれています。唾液による発がん物質の毒消し作用はCAT、SOD、PODの抗酸化作用のはたらきなのです。CATとPODは過酸化水素、SODはスーパーオキシドなどの活性酸素を消去する酵素です。したがって、よく噛んで口内の酵素を増やすことがまず必要なのです。

噛むことで活性酸素を消去するには30秒はかかります。1回噛むのに1秒かけて、ゆっくりと計30回は噛むのがよいでしょう。

次に、活性酸素を発生させるものを口に入れないことが大切です。なぜなら活性酸素を発生させるものを口に入れると、腸内細菌がダメージを受けて免疫力が低下するからです。活性酸素を発生させる身近なものがタバコです。食品添加物や農薬もそうですし、水道水や大気汚染も免疫力低下の原因になり得ます。

水道水は浄水場で塩素滅菌しますが、このときの塩素は腸内細菌の増殖を阻害します。また、塩素滅菌したときに発生するのが活性酸素と「トリハロメタン」という物質です。これは発がん物質であり、細胞内で活性酸素を発生させます。

私たちは生きているだけでも、呼吸をしている限り、体内で約0・2%の活性酸素を発生させるといわれています。ですから、活性酸素を消すのは特に重要だということになります。

活性酸素による免疫機能の低下を防ぐためには、新鮮な野菜や果物など抗酸化物質を

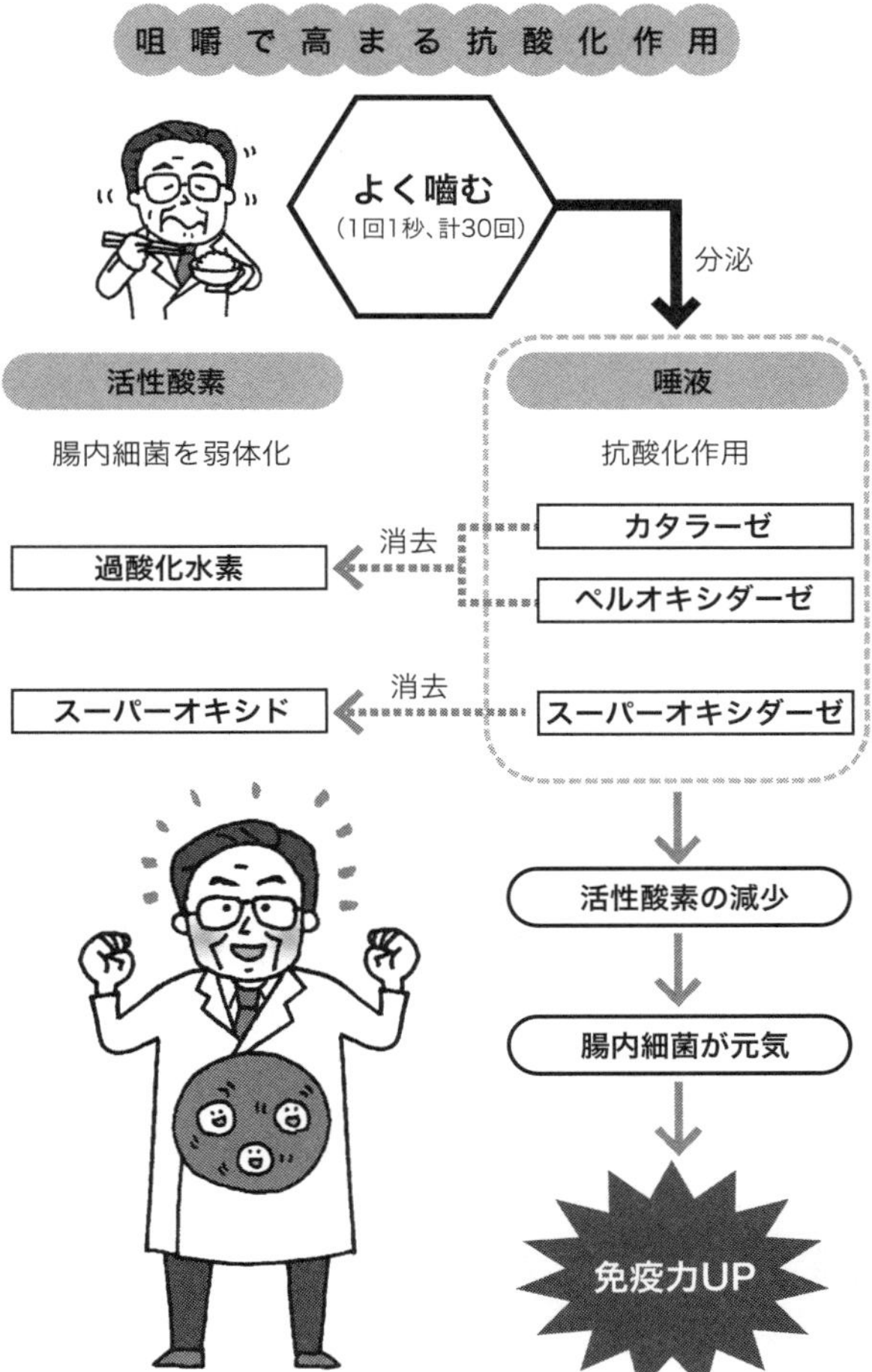

図3-4　よく噛むと免疫力が上昇する

常に摂り、飲み水も抗酸化作用のあるものを選んで飲み、よく噛んで食べることなのです。

7．噛まずにおいしいと感じる不自然さ

よく噛むと脳の海馬や扁桃体《へんとうたい》が活性化し、免疫力が高まることがよく知られています。しかし最近では、噛まずに急いで食べても幸福な刺激が脳に直行する食べ物が増えています。そのひとつがスナック菓子です。

ふつう食事をするときは、噛むことが必要です。少しずつ噛みながら食べている間に血糖値がゆっくり上がり、脳にエネルギーを与えるのです。

しかし、スナック菓子は噛む必要がほとんどない食品です。それでも私たちがおいしいと感じるのは、口に入れた瞬間に「うまみ」を感じるようにつくられているからだと、食品が健康に与える影響についての研究をしている幕内秀夫《まくうちひでお》先生が指摘しています。

スナック菓子につけられている甘味や塩味や油脂などの「うまみ調味料」は、噛まな

くても強烈な幸福感が脳に直行するようにできています。このようなものばかり食べていると、噛むことで脳を活性化したり、自律神経のバランスを整えることがなくなってしまうのです。

私たち人間は、自然界で約38億年という長い年月をかけて進化してきた生物です。自然界で噛まずにエネルギーを得られるような食べ物は、ほとんどありません。

私は「ひとくちに30回は噛みましょう」と言っていますが、スナック菓子やファストフードは30回も噛めば口の中がべちゃべちゃになり、吐き出したいくらいの嫌な味になります。このような**「よく噛むことで嫌な味になる食品を避けること」**が大切です。

あるメーカーで菓子にまぶした「うま味調味料」を従来品の2・5倍に増やしたら、売れ行きが爆発的に増えたといいます。それを食べて感動した人たちの脳は、スナック菓子による快感を求めて暴走しているのです。

スナック菓子は、ストレス社会にあって疲れた心を癒すという面も確かにあります。しかし、スナック菓子ばかり食べている人の腸内細菌は常に少なく、免疫力は低下しています。味覚破壊が起こっているばかりでなく、脳が活性化されていない可能性もあるのです。

8．食べることと免疫との関係

これまで、腸と腸内細菌が免疫力の約70％を決めていることを説明してきました。

しかし、腸と腸内細菌との共同作業は、免疫力だけではありません。外からの病原体の侵入を阻止したり、食物繊維を消化したり、ビタミンB群やCなど、人体に大切なビタミンを合成したり、ホルモンや幸せを感じる神経伝達物質であるセロトニンやドーパミンを合成したりして、生物が生きるために必要な仕事をたくさんしているのです。

腸内細菌や腸粘膜細胞の寿命は短く、小腸粘膜細胞の寿命はたった1日です。生まれて仕事をこなし、あっという間に死んではがれ落ちていきます。ですから、大腸がんはあっても、小腸がんというものは存在しないのです。

多くの腸内細菌の寿命も1日です。小腸粘膜細胞の死骸や腸内細菌の死骸が、私たちが出している糞便の構成成分の多くを占めています。

ところで、免疫の中心的役割を果たしている抗体は、進化のどの段階の動物から持つようになったかをご存知ですか?

脊椎動物のなかで、もっとも下等な円口類に属するヤツメウナギやヌタウナギには抗体がありません。そのほかの脊椎動物はすべて抗体を持っています。

ヤツメウナギやヌタウナギの大きな特徴は「あごがない」ということです。これより上位の脊椎動物には、すべてあごがあります。**このあごのあるなしが、免疫系に大きな影響を与えてきたのです。**

あごのある生物とそうでない生物とは、当然食生活が違います。あごがあれば噛むことができ、それによって食べるものの範囲が広がります。あごがあるとないとでは、食べられるものの種類が格段に違ってきます。

食べるものの種類が多くなればなるほど、微生物が体内に侵入したり、異物を取り込む機会が増えてきます。動物は、それらに対抗しなければなりません。そこで、生体防御のかなめである免疫系の発達が必要であり、その一つが「抗体」をつくるしくみだったのです。そのためヤツメウナギやヌタウナギには抗体がありませんが、それより上位

		分類		免疫能
無脊椎動物		海綿動物	カイメン	異物を排除する機能
		腔腸動物	イソギンチャク クラゲ	
		環形動物	ミミズ，ヒル	殺菌作用のある体液性因子
		棘皮動物	ウニ ヒトデ	
		軟体動物	タコ，イカ	
		節足動物	昆虫，エビ	
脊椎動物	無顎上綱	ヌタウナギ綱	ヤツメウナギ ヌタウナギ	抗体様物質
	顎口上綱	軟骨魚綱	–	抗体
		両生綱	カエル	
		爬虫綱	ヘビ，トカゲ	
		哺乳綱	–	
		鳥綱	–	

図3–5　動物の進化と免疫能

の生物には抗体があるという結果になりました。

このように、食と免疫は切っても切れない関係にあります。

海綿動物（カイメン）や腔腸《こうちょう》動物（イソギンチャク、クラゲ）は、異物を排除する機能を有しています。環形動物（ミミズ、ヒル）、棘皮《きょくひ》動物（ウニ、ヒトデ）、軟体動物（イカ、タコ）および節足動物（昆虫、エビ）などには、殺菌作用のある体液性因子が存在します。

魚や両生類（カエル）、爬虫類《はちゅうるい》（ヘビ、トカゲ）など、あごのある脊椎動物には抗体ができますが、ヤツメウナギのようなあごのない脊椎動物には抗体はないのです。

第四章　「いい人」は病気になりやすい――心と免疫

1．脳と免疫系の情報とネットワーク

免疫力の70％は腸粘膜細胞と腸内細菌がつくり、あとの30％は心で決まるということを前にお話しししました。

しかしごく最近までは、免疫系と心は関係していないと思われていました。免疫反応は試験管の中で行うことができます。したがって、免疫は生体の中で唯一、脳の支配を受けないシステムだとされてきたからです。

しかし実際は、脳と免疫系とが緊密なネットワークを形成していて、相互に情報をやりとりしていることが最近明らかになってきたのです。

私たちの体の恒常性（ホメオスタシス）を保つのは、神経系と内分泌系、免疫系の3種類の生態調節を担う細胞群です。これらの細胞は、神経系伝達物質や内分泌ホルモン、

	神経	内分泌	免疫
細胞	・神経細胞、神経線維	・腺細胞	・リンパ球（B細胞、T細胞） ・食細胞
分子	・神経伝達物質（低分子）	・ホルモン（ステロイド性、ペプチド性）	・抗体 ・サイトカイン（ペプチド） ・化学メディエーター（低分子）
備考	伝達物質は脳内の神経細胞から放出され、隣接する神経細胞に届いて効果を発揮する。その代表はノルアドレナリン、ドーパミン、セロトニン、アセチルコリンなどである	ホルモンは精巣や卵巣、副腎などの内分泌器官から放出され、血液の流れに乗って遠くの臓器に届いて効果を現す。脳下垂体ホルモン、甲状腺ホルモン、性ホルモンなどがある	サイトカインは免疫系で生産され、血液によって脳や内分泌系に届く。たとえば、感染症にかかるとマクロファージから放出されたインターロイキン1が、脳に届いて発熱や食欲不振、眠気を起こし、内分泌系に作用し、成長ホルモンとプロラクチンの生産をうながす

図4−1　神経・内分泌系・免疫による固体統御システム

免疫系のサイトカインなどのそれぞれの情報伝達物質を放出し、お互いに影響し合っているのです。

神経細胞から神経伝達物質が分泌されて、内分泌系に影響を与えます。内分泌系から分泌されるホルモンにより活性化される細胞の受容器（レセプター）は脳にも存在し、神経系にも影響をおよぼします。

そして、神経系と内分泌系は相互に影響し合いながら、免疫系にも影響をおよぼしています。神経系、内分泌系、免疫系がそれぞれ交互に影響を与えながら、生体を調整・維持しているわけです。

★コラム　精神神経免疫学の誕生

神経系、内分泌系、免疫系は相互に影響し合うことで個体を統御していることがわかり、最近では「精神神経免疫学」という新しい学問分野が誕生しました。

実は、この分野の「心と体」の関係をめぐる医学的な研究は古く1800年代の中ごろからあり、唯心論と唯物論との論争がされていました。

しかし皮肉なことに、心と体とは無関係であるという唯物論を最も主張していた、フランスの生理学者であるクロード・ベルナール（1813〜1878）が、精神神経免疫学の発端に寄与することになったのです。

ベルナールは「内部環境の不動性こそ、自由で独立した生存の条件であり、生命を維持するために必要な機構はすべて内部環境の恒常を維持するためにある」と述べています。つまり、恒常性とは体内情報連絡システムの維持だということです。

多細胞動物では、数多くの細胞が秩序よく統御されて個体をつくっています。個体をつくる細胞と細胞との間には緊密な連絡があって、たがいに制御しあっています。その中で、個体制御として最も重要なはたらきをしているのが神経、内分泌、免疫の３つの細胞集団なのです。

神経系、内分泌系、免疫系がそれぞれ相互に影響を与えながら生体を調節・維持しています。その中で免疫にほかの系がどのような影響を与えているかを明らかにしようという学問が「精神神経免疫学」なのです。

2．神経伝達物質が免疫系におよぼす作用

中枢神経から統御に必要な情報伝達は、シナプスを介して神経細胞がたがいに接合することで行われます。このシナプスによる伝達には化学伝達物質がかかわっていて、興奮性あるいは抑制性の効果をもたらします。

この伝達物質には、アドレナリンやノルアドレナリン、アセチルコリン、ドーパミン、ヒスタミンなどがあります。アセチルコリンは副交感神経節前繊維および中枢神経系に

おける伝達物質であり、ノルアドレナリンは交感神経節前繊維および中枢神経系における伝達物質です。私たちの体内環境を調節している自律神経は交感神経と副交感神経からなっていて、お互いバランスをとりながら働いています。副交感神経が優位になるときはリラックスした状態です。胃液や唾液の分泌は高まり、血管は拡張し、手や足は温かくなります。副交感神経の活動が高まるとアセチルコリンが放出され、それによってリンパ球のはたらきが高められます。逆にストレスなどで交感神経が刺激されると、ノルアドレナリンが放出され、免疫反応は抑制されます。

面白いことにこれらの神経伝達物質は、内分泌組織の副腎髄質から血液中に分泌されているホルモンと似たような働きをしています。実は、アドレナリン、ノルアドレナリン、ドーパミンは副腎髄質からも分泌されているのです。これは、副腎髄質細胞が交感神経原基から発生していて、内分泌腺と自律神経との中間に位置していることを示すものでしょう。

からだが不快なストレスを受けると、交感神経系経由でアドレナリンとノルアドレナリンが、内分泌系経由としてはグルココルチコイドがそれぞれ分泌され、免疫反応が抑

		作用部位	作用
アドレナリン	T細胞↓ NK細胞↓	交感神経節前線維	心拍数増加、 血圧上昇
ノルアドレナリン	抗体↓ マクロファージ↓	中枢神経系	血管収縮、 気管支拡張
アセチルコリン	T細胞↑ 抗体↑ インターフェロン産生↑	副交感神経節前繊維 中枢神経系	血管拡張、 心拍数低下、 消化機能亢進、 発汗、瞳孔縮小
ヒスタミン	多核白血球の走行性↑ 脱顆粒↑	肥満細胞、肺、 肝、胃粘膜、脳	平滑筋収縮、 胃酸分泌亢進、 血管透過性亢進
β-エンドルフィン	NK細胞↑ B細胞↑ インターフェロン産生↑ 好中球走化性↓	脳下垂体、 中脳腹側被蓋部	鎮痛作用、かゆみ、 眠気、鎮咳、 多幸感、徐脈、 消化管運動低下
エンケファリン	NK細胞↑ インターフェロン産生↑ 抗体産生↓ 単球走化性↓	脳、脳下垂体、 脊髄、副腎髄質	鎮痛作用、 多幸感、徐脈、 身体精神依存、 呼吸抑制作用

図4-2　各伝達物質が免疫系におよぼす作用

制されます。

一方、からだが快いと感じると、ドーパミンやβ-エンドルフィンが分泌され、免疫反応が亢進《こうしん》します。快情動を生む脳内の部位を調べてみると、ドーパミンを神経伝達物質とする神経回路の脳内分布にほぼ一致していることがわかっています。

エンドルフィンは「脳内麻薬」と呼ばれるように、モルヒネに似た覚せい作用を持っていて、それが快情動や鎮痛の作用に関与しているようです。

3. ホルモンが免疫系におよぼす作用

内分泌腺が分泌しているホルモンは、特定の臓器でつくられた化学物質が、血液によって離れた場所に運ばれ、少量で特異的な作用を発揮するものと定義されていました。ところが、視床下部の神経細胞もホルモンを産生し、下垂体ホルモンの合成や分泌を調節していることが明らかにされ、従来のホルモンの概念が拡大されるようになりました。つまり、神経伝達と内分泌の区別があいまいになってきたのです。

ホルモンとは、おもに内分泌系で情報伝達をつかさどる物質です。ホルモンには副腎皮質刺激ホルモン放出ホルモン（CRH）のように、別のホルモンを放出させる高次のホルモンもあります。このホルモンが分泌されると、副腎皮質刺激ホルモン（ACTH）という別のホルモンが分泌されます。このホルモンが体循環で内分泌臓器へと運ばれ、これが標的臓器からのホルモン分泌をうながします。

副腎皮質からはグルココルチコイド、性腺からはエストロゲンやアンドロゲンなどの性ホルモン、甲状腺からは甲状腺ホルモンが分泌されるなどして、それぞれの働きが調節されているというわけです

免疫機能ともっとも関係のあるホルモンは、副腎皮質ホルモンであるコルチゾールです。たとえばストレスが加わった場合、脳が感知するストレスは内分泌系の指令を経て、間接的に免疫系の働きを促します。すなわち、ストレスによって脳下垂体でACTHがつくられ、このホルモンの作用によって副腎でコルチゾールが分泌されます。

このコルチゾールは、胸腺《きょうせん》リンパ球をはじめ多くのリンパ球に細胞死（アポトーシス）を誘導し、逆に免疫細胞を刺激して炎症を抑えているのです。そして、これら免疫

ホルモン	作用	分泌臓器
副腎皮質刺激ホルモン放出ホルモン(CRH)	リンパ球幼若化↑ サイトカイン放出↑	視床下部
副腎皮質刺激ホルモン(ACTH)	インターフェロン産生↓ マクロファージ↓　抗体↓	下垂体前葉
乳汁分泌ホルモン	リンパ球幼若化↑ インターフェロン産生↑	下垂体
甲状腺ホルモン	白血球の貪食↑	甲状腺
成長ホルモン	T細胞↑　NK細胞↑ マクロファージ↑	下垂体
バソプレッシン	インターフェロン産生↑	下垂体後葉
エストロゲン	リンパ球幼若化↓　抗体↑ 拒絶反応↓	卵巣
アンドロゲン	リンパ球幼若化↓　抗体↓	精巣
グルココルチコイド	NK細胞↓　マクロファージ↓ サイトカイン産生↓	副腎皮質
サブスタンスP	T細胞↑　B細胞↑ マクロファージ↑　好中球↑ 肥満細胞↑	視覚神経C線維末端

図4-3　各ホルモンが免疫系におよぼす作用

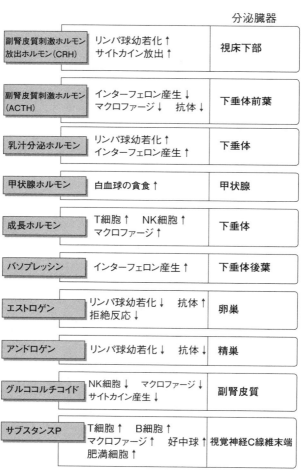

系を動かすほぼすべてのホルモンの調節は、脳の視床下部の神経細胞活動や脳の支配下にある自律神経の活動に起因しています。

4. サイトカインの神経・内分泌系への作用

免疫系の細胞は、細菌やウイルスなどの病原微生物やがん細胞などに対し、いろいろな活性物質を産生して攻撃します。代表的なのが抗体である**免疫グロブリン**（Ｉｇ）です。また、細胞活性因子であり、免疫反応の調節に不可欠な物質を**サイトカイン**と総称します。

サイトカインについては１９８０年代に発見が相次ぎ、数々のインターロイキン、インターフェロン、腫瘍壊死《えし》因子（ＴＮＦ）など、すでに50種類以上が知られています。

サイトカインに共通する特徴は、すべてたんぱく質であって、きわめて微量で効果を発揮することです。サイトカインには機能的にＴ細胞の調節に関与するもの、Ｂ細胞の抗体産生を調節するもの、腫瘍細胞に対して直接的に増殖抑制や破壊作用を示すもの、

サイトカイン	作用	産生細胞
インターロイキン-1（IL-1）	発熱、摂食抑制、徐波睡眠を誘発、痛覚増強、胃酸分泌抑制 脾交感神経活動↑　海馬アセチルコリン放出↓ 神経成長因子産生↑　ACTH↑　CRH↑ 成長ホルモン↑　プロラクチン↑　甲状腺刺激ホルモン↓ 黄体形成ホルモン↓　エンドルフィン↑	単球、樹状細胞、好中球、T細胞、B細胞、マクロファージ、内皮細胞など
インターロイキン-2（IL-2）	発熱、徐波睡眠を誘発 ACTH↑　エンドルフィン↑	おもに活性化T細胞
インターロイキン-3（IL-3）	神経細胞の突起進展、 アセチルコリン神経の維持	活性化T細胞、肥満細胞、好酸球
インターロイキン-6（IL-6）	発熱、アセチルコリン神経の維持 ACTH↑　甲状腺刺激ホルモン↓ 黄体形成ホルモン↓　神経成長因子産生↑	T細胞、B細胞、線維芽細胞、単球、内皮細胞、メサンギウム細胞など
腫瘍壊死因子-α（TNF-α）	発熱、摂食抑制、徐波睡眠誘発、鎮痛、 オリゴデンドログリア変性、脱髄	おもに活性化マクロファージ（単球）
インターフェロン-α（IFN-α）	発熱、摂食抑制、徐波睡眠誘発、鎮痛、 視床下部・大脳皮質の神経活動修飾	T細胞、B細胞、マクロファージ、線維芽細胞、血管内皮細胞、骨芽細胞など

出典：神庭重信氏による1999年のデータを改変

図4-4　各サイトカインが免疫系におよぼす作用

骨髄における造血をうながすもの、アレルギーなど炎症反応に関与するものなど、さまざまな機能を示すものがあります。

また、サイトカインは免疫系の物質であるとされていますが、実は免疫系から脳や内分泌系へ向けての作用もあります。免疫担当細胞から分泌されているサイトカインは血流を介して作用を発揮しているので、食細胞やリンパ球などの免疫担当細胞は内分泌細胞とみなしてよいでしょう。

先に説明したように、神経伝達物質は内分泌系細胞を介して免疫系にも作用をおよぼしています。このように神経系、内分泌系、免疫系細胞からそれぞれ分泌される情報伝達物質はその系内の情報伝達だけにとどまらず、系を超えて系と系との間の情報伝達にも用いられているのです。

しかも、これらの情報伝達物質は、単独の作用以外にも広範囲で重複し、共有されています。これらの系は明確な役割分担を独立して果たしているのではなく、おたがいに密接にかかわりあいながら、全体としてネットワークを形成しているのです。

5. ストレスが免疫力を低下させる

現代社会で生活している私たち日本人は、昔の日本人に比べると免疫力が非常に低下してきています。その原因についてはいくつも考えられますが、そのうちの一つは食生活の変化です。たとえば、腸内細菌のエサである食物繊維の摂取量が戦前にくらべて約3分の1まで減ってしまったことは前に述べました。

より清潔で、より便利で、より快適で、より効率的にと追求した結果、多量の活性酸素を発生させる環境になってしまい、それらが私たち自身の免疫力を低下させてしまいました。私たちがよかれと思ってつくりあげてきた現代文明がストレスを増やし、私たちの免疫力を低下させてきているのです。

ストレスは人体の2つの系を刺激します。一つ目はストレスに迅速に反応する自律神経系で、交感神経が興奮するとフィードバック機構によって脳の視床下部の神経細胞が活動し、シナプスを介して化学伝達物質であるノルアドレナリンが脳内に放出されます。そして副腎髄質からはアドレナリンが放出され、免疫力が低下します。

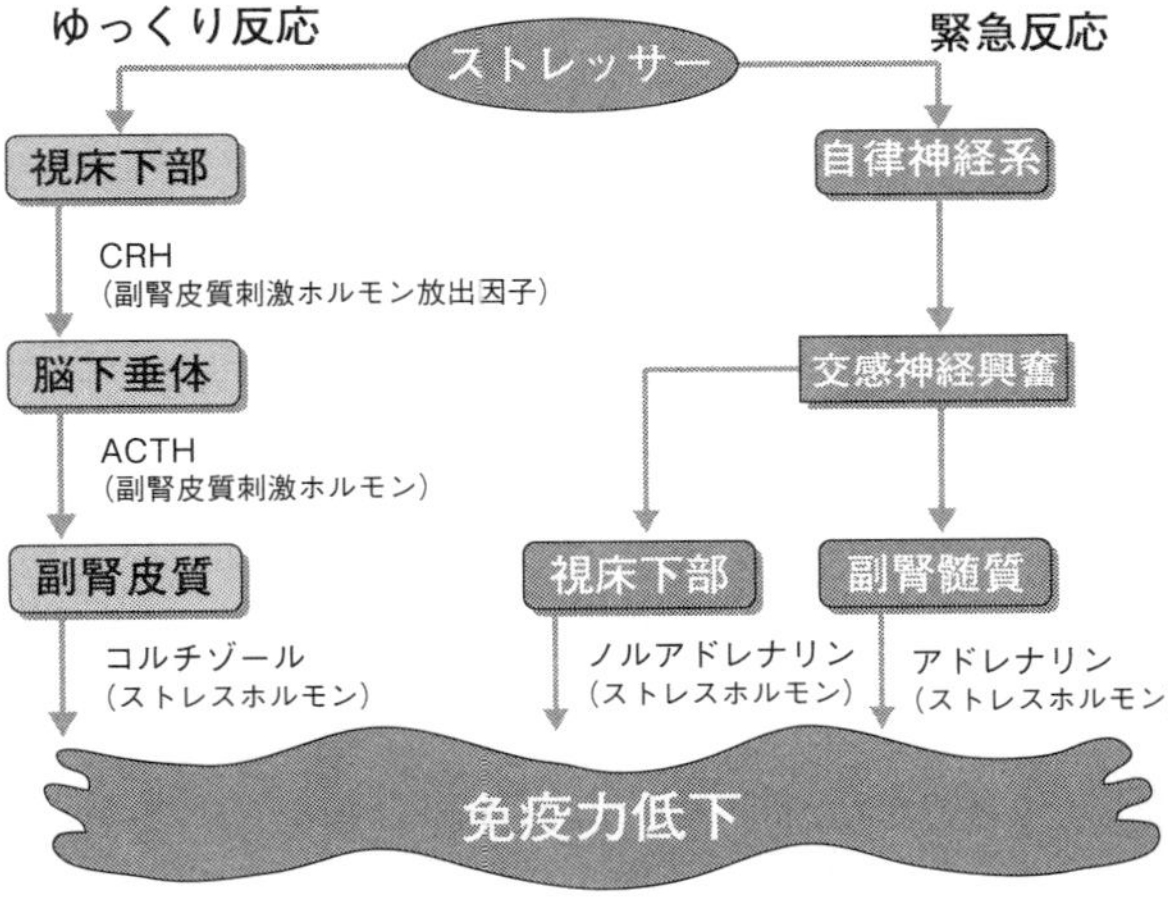

図4-5　ストレスによって免疫が低下するしくみ

二つ目は、ストレスにゆっくり反応する視床下部、脳下垂体、副腎系です。先の項でも述べましたが、ストレスの刺激が脳に入力されると、視床下部からＣＲＨ（副腎皮質刺激ホルモン放出ホルモン）という物質が分泌されます。これを受け取った脳下垂体が興奮し、ＡＣＴＨ（副腎皮質刺激ホルモン）を分泌します。ＡＣＴＨは血液の流れに乗って遠く離れた副腎に届いて副腎皮質が刺激され、ストレスホルモンであるコルチゾールを放出するわけです。

このようにストレスは交感神経や視床下部を刺激して、アドレナリンやノルアドレナリン、コルチゾールなどのいわゆる「ストレスホルモン」を放出させることで免疫系の働きが抑制されてしまい、結果的に免疫力を低下させるのです。

6．ストレスで低下した免疫は、副交感神経優位で回復

ノルアドレナリンやコルチゾールなどのストレスホルモンに最も影響するのは、ナチュラルキラー（ＮＫ）細胞とよばれる免疫細胞です。ストレス時に放出されたこれらのホルモンは、リンパ球の幼若化反応を低下させるばかりでなく、ＮＫ細胞の活性を落として免疫力を低下させます。

ＮＫ細胞活性を強力に下げる因子が精神的ストレスです。精神的なストレスを与えると、ＮＫ細胞の活性は数分で下がり、ストレスの度合いに応じて低下することがわかっています。

私は、学生が卒業試験を受ける前後でのＮＫ細胞活性を調べてみたことがあります。多くの学生は試験のストレスから解放されると、ＮＫ細胞活性が上昇していたのですが、

試験の結果が思わしくなく落ち込んでいた学生のＮＫ細胞は低下していることが観察されました。

ストレスが加わると免疫力が低下することをここまで述べてきましたが、実際はとても複雑で、ストレスの量と質、ストレスを受ける時間の長さなどによって、免疫は微妙に影響を受けることが知られています。

たとえばマクロファージの食作用は、短期のストレスでは亢進しますが、ストレスが長引くと低下します。

また、ストレスを条件付けした場合には、実際にはストレスを与えなくても免疫が低下することもわかっています。

ロチェスター大学の心理学者Ｒ．エイダー博士は、条件反射で有名なパブロフの実験を応用した、ある実験をおこなっていました。

ラットの口に甘いサッカリン水を入れてあげた後、吐き気を催させるサイクロフォスファマイドという薬を飲ませます。これを与えられたラットは、もちろん免疫力が低下していました。このサイクロフォスファマイドは、強力な「免疫抑制剤」だからです。

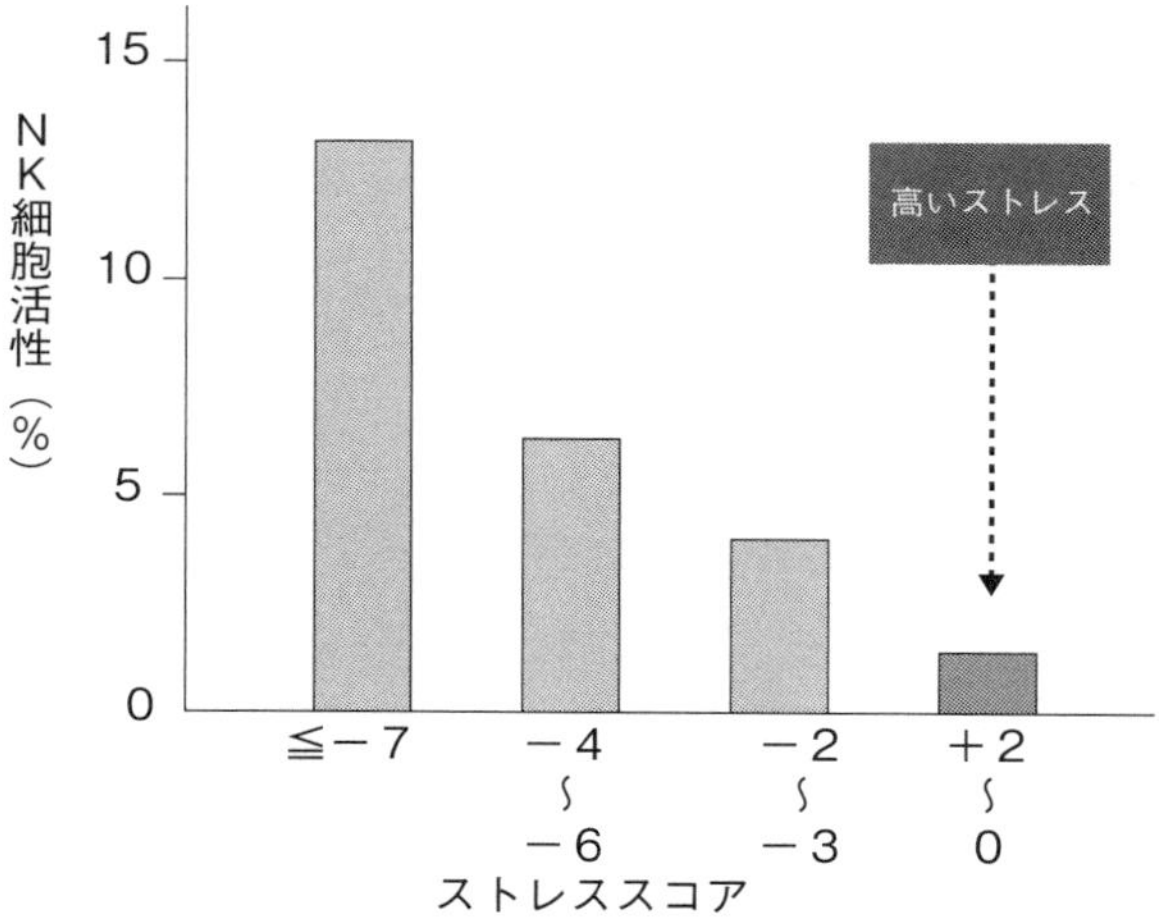

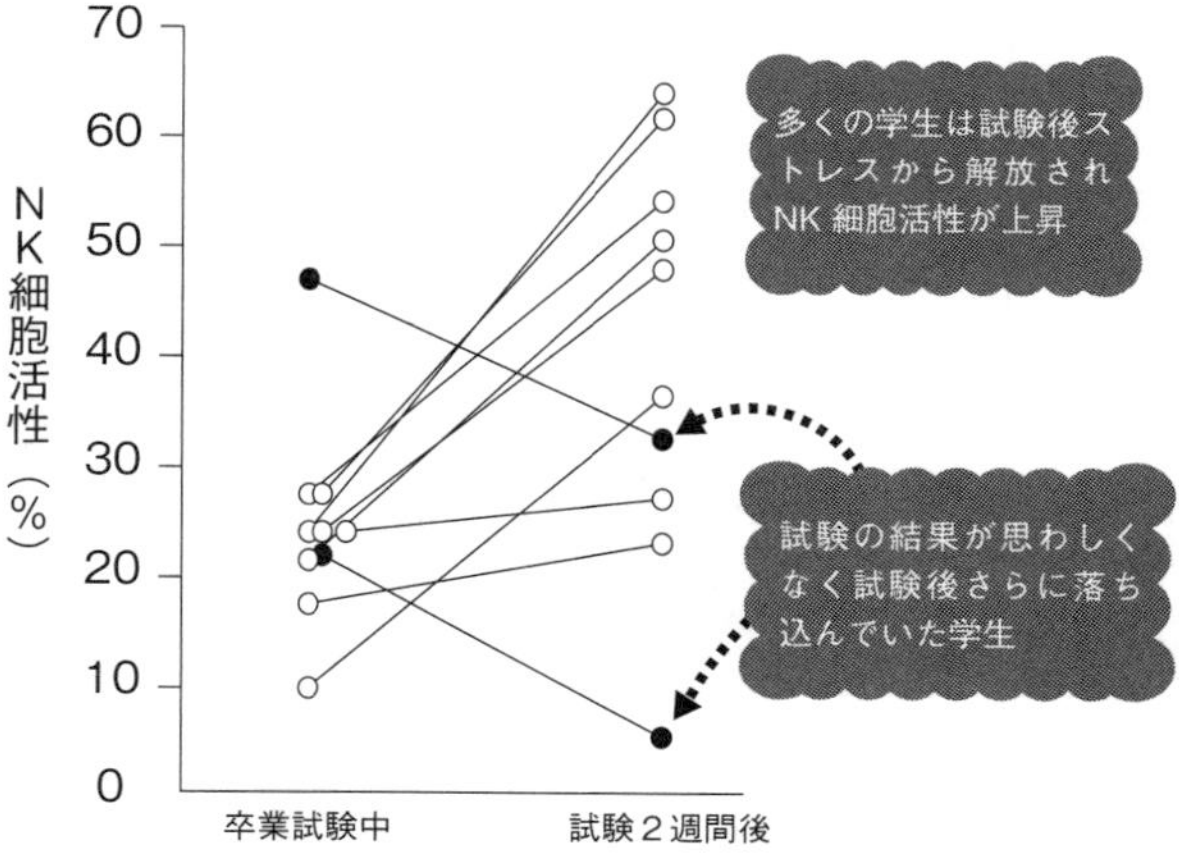

図4—6（上）　ストレスの度合いによるNK細胞活性の低下
（下）　医学部生を対象にした測定結果

しかしこれを繰り返すうちに、ラットはサッカリンの甘い水を口にするだけで、サイクロフォスファマイドが入っていなくても吐き気を催して苦しむようになりました。加えて、感染症にもかかりやすくなり、免疫力が大きく落ちてしまったのです。

これは、甘い味が嫌いになる条件付けがされただけでなく、免疫力が抑制されるような条件付けも行われたということです。

それでは、ストレスで低下した免疫は、どのようにすれば再び高めることができるのでしょうか。

交感神経の働きが優位になると、分泌したアドレナリンなどの作用で、白血球のうち顆粒球《かりゅうきゅう》が必要以上に増加します。そして、顆粒球が放出した活性酸素が体のあちこちの細胞や組織を破壊し、免疫力を低下させるように誘導します。

したがって**免疫力を高めるためには、副交感神経を刺激して、交感神経とのバランスをとってあげることが必要**なのです。

具体的には、免疫力を低下させる最大の原因であるストレスを探し、それを軽減させることです。次に、気持ちよく続けられるような適度の運動をすることです。体が温かくなり汗ばむ程度の運動は、副交感神経を優位にします。

そして食事のときは、ゆっくり食べることも大切です。食べること自体が副交感神経を優位にしますが、ゆっくり食べることでその効果がさらに増強します。

さらに、体を温めて血流を良くすることも必要です。少しぬるめのお風呂にゆっくり浸かるのもいいでしょう、また、深呼吸をすることも、副交感神経を優位にするよい方法です。

7．心の持ち方で免疫を変える

心の持ち方が、免疫系の強弱に深く関係していることはよく知られています。なにごともポジティブにとらえて希望を持つ人が脳を活性化し、交感神経と副交感神経のバランスがとれ、神経、内分泌、免疫系の三位一体が整い、その結果免疫力は増強されるのです。

逆に、落胆や失望は強力なストレスとなって脳を直撃し、交感神経と副交感神経のバ

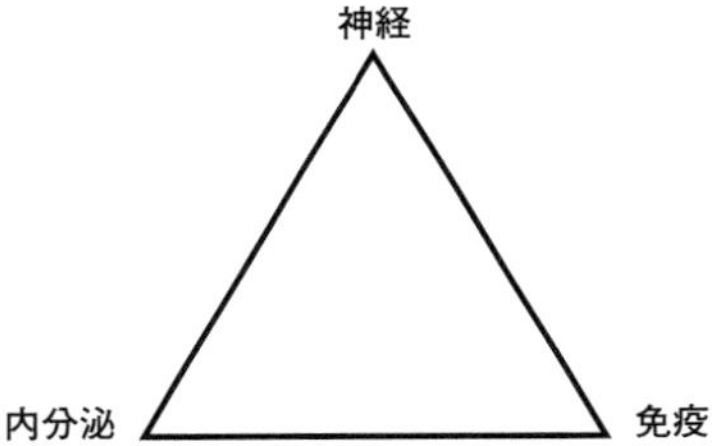

ランスが崩れます。その結果、三位一体がゆがんでしまい、免疫系が弱体化してしまうのです。

心の持ち方で、最も影響を受けやすい免疫細胞はNK（ナチュラルキラー）細胞です。たとえば笑えばNK細胞活性は上昇し、落ち込むとNK細胞活性が低下するという具合に、**NK細胞はメンタルの影響を最も受けやすい**のです。生きがいのある楽しくいきいきとした生活はNK細胞の活性を高め、いやいやものごとにあたったり、暗い心でいたりするとNK細胞活性を失うようになるのです。

それでは「心の変化」がどのようにしてNK細胞活性に影響を与えているのでしょうか？

私たちは日常生活の中で、なにかあるたびに「好き」「嫌い」を無意識に判断しています。この「心の変化」や「感情の変化」が間脳に伝わると、間脳が活発に活動し、情報伝達物質であるプロオピオメラノコルチン（ＰＯＭＣ）というたんぱく質を合成し、それが無数の神経ペプチドに分解されるのです。

この神経ペプチドは、まるで感情をもっているかのように情報の内容を判断し、その判断によって自分の性質を変える力を持っています。

「好き」や「楽しい」場合には、このたんぱく質はβ-エンドルフィンやドーパミンなどの「善玉ペプチド」として血液やリンパを通じて全身に流れ、ＮＫ細胞を活性化させます。

逆に「悲しい」や「ストレスがかかっているとき」は、アドレナリンやノルアドレナリンが放出されて、ＮＫ細胞の活性が低下するのです。

★コラム　陽気な生き方が免疫力を上げる

軽い運動をして副交感神経を優位にすることで、免疫力が上がることを先に述べました。

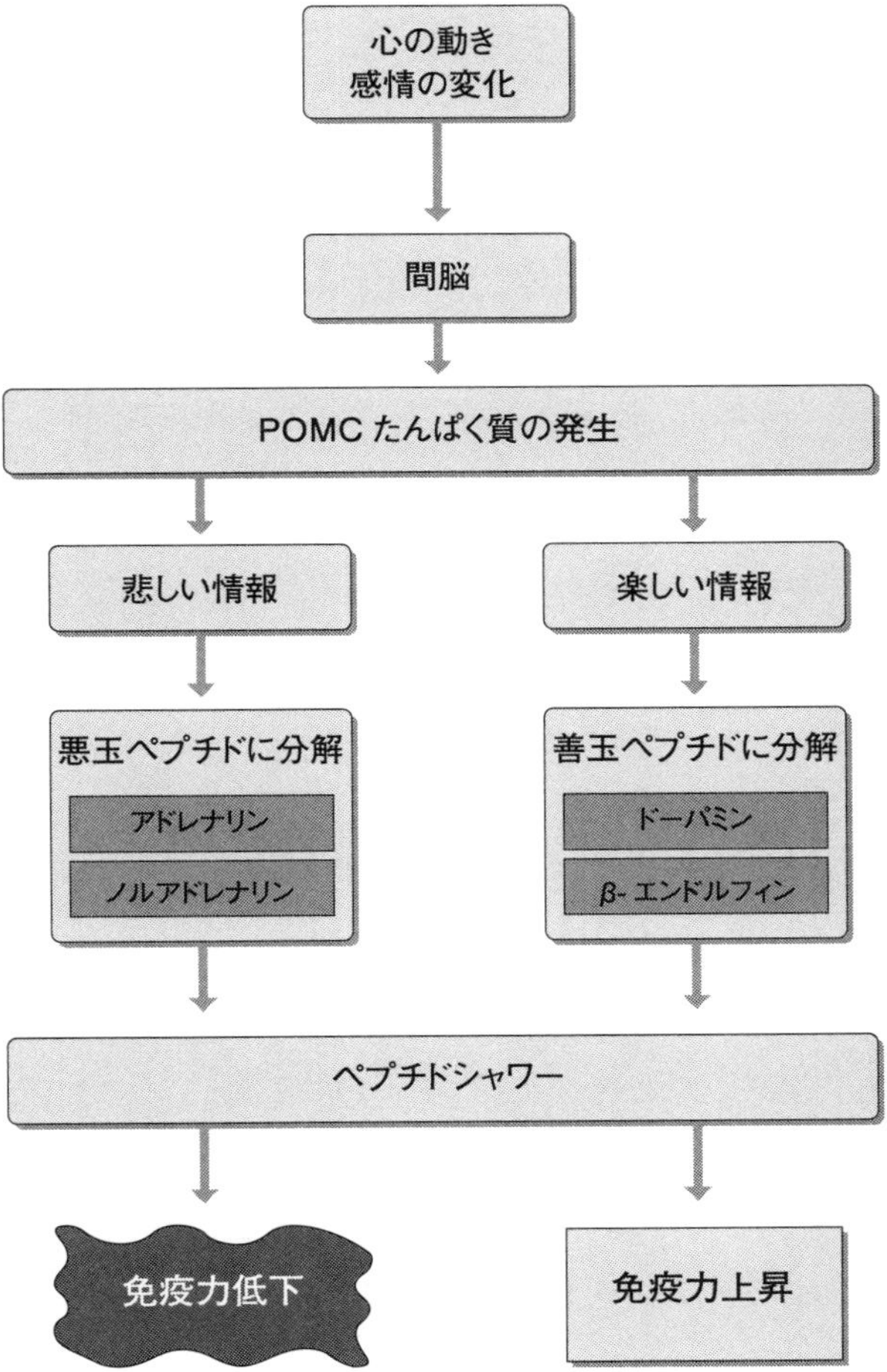

図4–7　心の動きと免疫力

日常的に運動する人は、めったに運動をしない人よりもＮＫ細胞活性が高くなることが知られています。特に歩くという運動は有効で、東京ガス健康開発センターが発表したデータでは、社員９０００人を16年間追跡調査したところ、毎日１時間の歩行と週末の運動をしている人は、ほとんど歩かない人に比べて、がんによる死亡のリスクが半分になったという結果でした。

現代社会はストレスに満ちています。そのため、多くの現代人は免疫を低下させています。しかし、なにごともよい方向にとらえてポジティブな思考をすることで、みずからの免疫力を上げることができるのです。

私が過去に行った実験のなかに、イメージトレーニングと免疫力の関係を調べたものがあります。被験者には30分間目を閉じてもらい、沖縄のサンゴ礁を想像してもらいました。

「サンゴ礁がきれいですね。熱帯魚が気持ちよさそうに泳いでいます……」と言って、きれいな情景をイメージしてもらったあとの血液検査では、全員のＮＫ細胞活性が上昇していました。

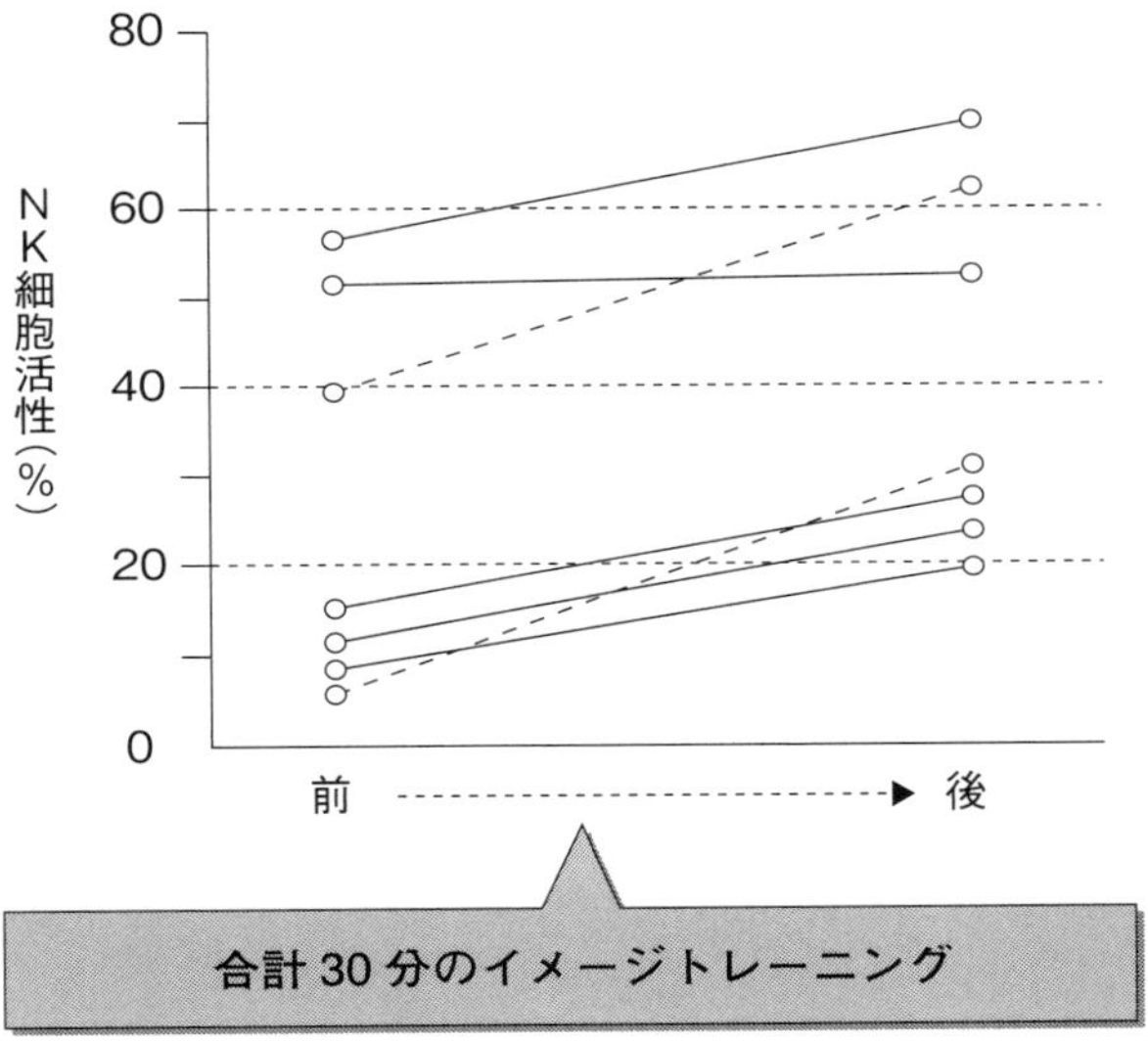

図4-8　イメージトレーニングによるNK細胞の活性化

また、フィンランド症候群という言葉があります。これはフィンランドで行われた調査で、45〜55歳の部課長クラスの男性を、禁酒・禁煙・コレステロールも血圧も正常という節制組600名と、生活になんの制限もせず好き勝手に生きている600名のグループに分け、10年間の追跡調査をしました。すると、節制組の死亡率がはるかに高いという結果だったのです。

つまり、自分自身に対してもあまりストイックになりすぎず、お酒も少しは飲んで陽気に楽しく暮らしている人の方が、ストレスが少なく済み、NK細胞活性も高く保てるということが考えられます。

8．笑いで免疫力を刺激する

アメリカ人のジャーナリストであるN．カズンズ氏は『笑いと治癒力』（岩波現代文庫）という著書のなかで、「笑いは感性のプログラムを活性化し、治癒力を高める」と語っています。笑いは自律神経を介して、心と体のプログラムを活性化させるというのです。たとえば、周囲から無視されたまま人との関わりなく育てられた子どもは、発育が遅れ、身長や体重も伸びません。これは「愛着」という情報が欠如することにより、心のプログラムが円滑に作動せず、成長ホルモンや食物の消化、呼吸がうまくいかなくなることを意味します。つまり、成長・発達に関与する身体プログラムが作動しなくなった結果なのです。

幼少期の周囲との関わりにより、子どもの成長や消化・吸収力も発達が進み、抗体産生などの免疫も活性化されていくのです。

同じように「笑う」という行動は、神経・内分泌系から免疫系へと続く、心と体のプログラムを活性化して、免疫の上昇を導きます。「笑う」ことでNK細胞活性が上昇するというデータも、これまでに多く報告されています。

L．ベーク博士は、健康な医学生52人を対象に、1時間のコメディビデオを鑑賞させ、その前後の免疫因子の活性を測定しています。

NK細胞の活性は、鑑賞前24％が鑑賞後38％に増加し、免疫グロブリンのIgA抗体量は1・75mg／dℓから2・0mg／dℓへ、IgM抗体量は0・75mg／dℓから0・9mg／dℓへ、IgG抗体量は9・5mg／dℓから11・5mg／dℓへとそれぞれ増加していました。

これらの効果はビデオ鑑賞後、12時間以上も持続したということです。

「笑う」と免疫力が高まるという研究は他にもたくさんありますが、ほとんどが1時間笑うというものでした。しかしこれが「3時間笑う」という実験になると、逆に免疫力が低下した例が見られたのです。なにごとも「ほどほど」がいいようです。

コメディビデオによる免疫活性の実験

免疫因子		鑑賞前	鑑賞後	増加率
NK細胞活性	(%)	24.0	38.0	**58%**
IgA抗体	(mg/dl)	1.75	2.0	**14%**
IgM抗体	(mg/dl)	0.75	0.9	**20%**
IgG抗体	(mg/dl)	9.5	11.5	**21%**
補体	(mg/dl)	0.75	1.25	**67%**
γ-インターフェロン	(IU/ml)	0.4	0.9	**125%**

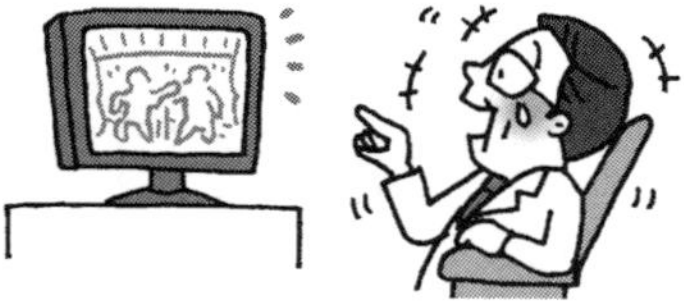

3時間笑ったあとのNK細胞活性の変化

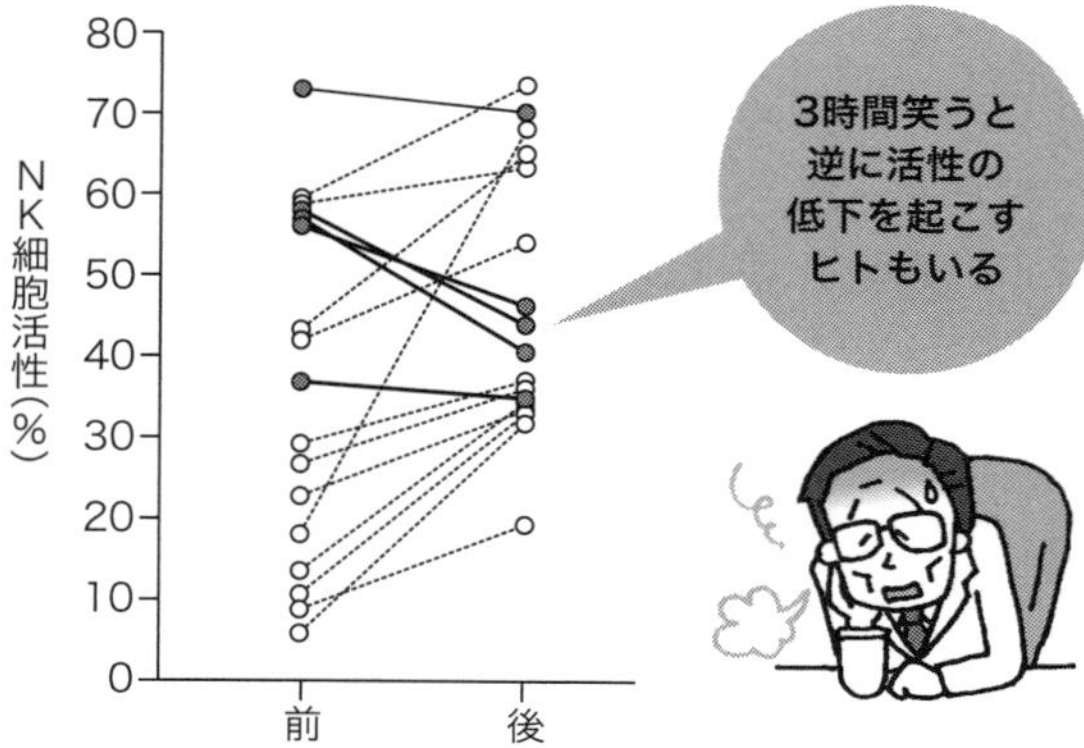

(リー・ベークの実験より)

図4-9　笑いと免疫力

第五章　免疫細胞は気がきく――寛容と免疫

1．他者と自分を区別する

ウサギにヤギの赤血球を注射すると、ウサギの血液中にはヤギの赤血球を破壊する抗体が産生されます。しかし、ウサギに別のウサギの赤血球を注射しても、そのウサギの赤血球に対しては抗体を産生しません。

免疫系は同種の赤血球を無視するのですが、同種ではない非自己の赤血球に対しては、意識して抗体を産生するのです。

しかし、人間の場合はヒト同士（同種）でも非自己の赤血球に対して抗体をつくります。私たちヒトは血液型として、A型、B型、AB型、O型の４つの型を持っていることが知られています。

A型は赤血球表面にA型物質をもち、血清中には抗B抗体を持ちます。B型は赤血球

	赤血球表面	血清中
A型	A型物質	抗B抗体
B型	B型物質	抗A抗体
AB 型	A型物質＋B型物質	抗A、抗B抗体共になし
O型	血液型物質なし	抗A抗体＋抗B抗体

図5–1　血液型と抗体の関係

表面にB型物質をもち、血清中には抗A抗体を持ちます。AB型は赤血球表面にA型物質とB型物質を両方持ちますが、血清中には両抗原に対する抗体は持っていません。逆にO型は赤血球表面には血液型物質を持っていませんが、血清中には抗A抗体と抗B抗体を持っています。

このように自分が持っている抗原に対しては、抗体をつくらないのです。この現象を「**免疫寛容**」といいます。

ドイツの微生物学者パウル・エーリッヒ（１８５４～１９１５）は、免疫系は自己と非自己を識別するメカニズムがあると考え、１９００年に「免疫系の本質的な機能は、horror autotoxicus（自分を毒することの恐怖）にある」と提言しました。

★コラム　血液型

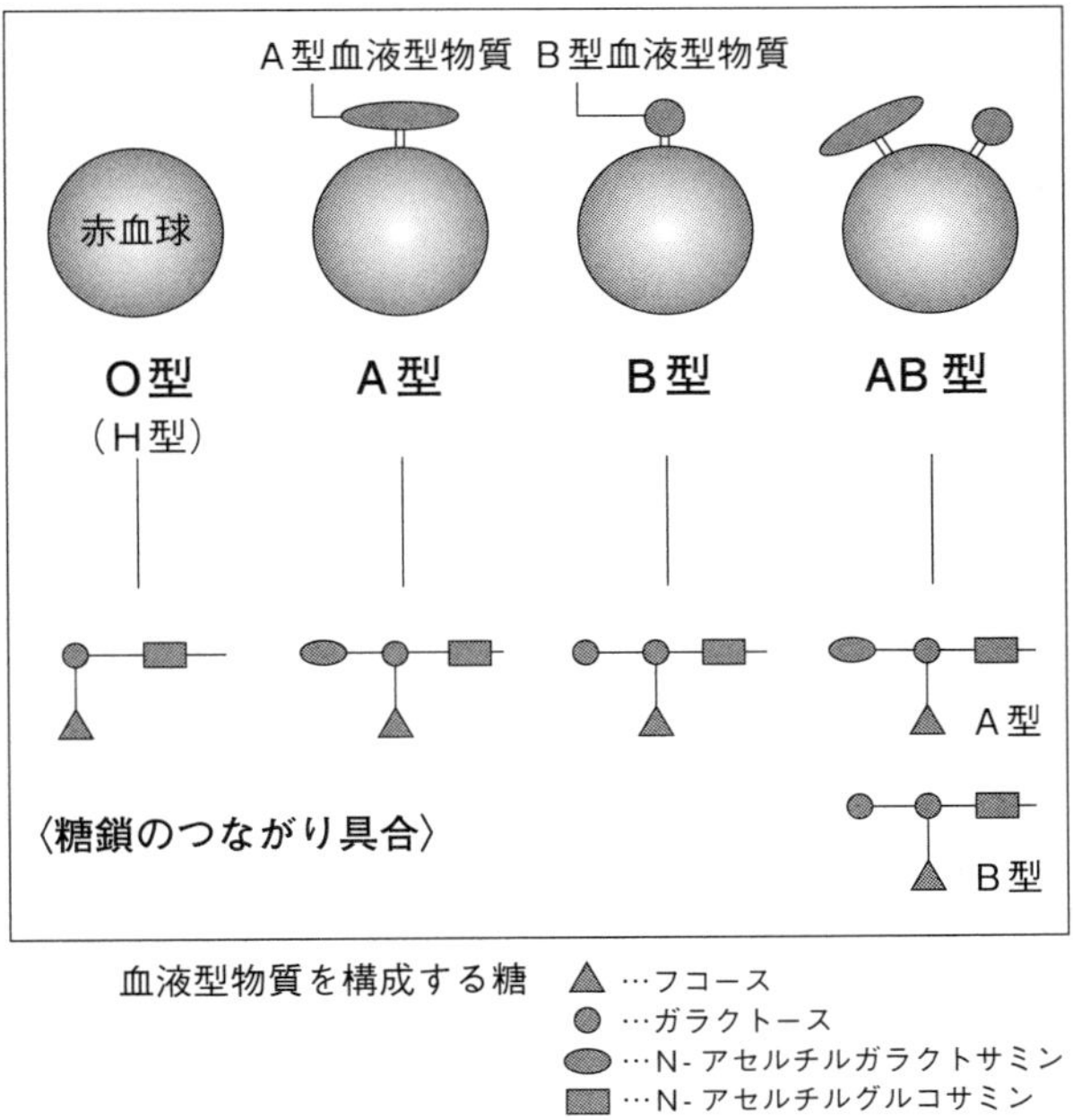

図5–2　ABO式血液型の糖の型

1900年にカール・ランドシュタイナー（1868〜1943）は、ヒトのABO式血液型を発見しました。

　血液型の本体は、血球細胞の表面にある糖鎖です。細胞表面に無数に発現しているたんぱく質分子に、糖質からなる鎖の束がくっついています。血清中にある抗体は、その糖鎖の高次構造を認識できるのです。

O型に存在する糖鎖は、H型とよばれる基本の糖鎖です。A型の場合、H型にA型の糖鎖がくっついています。B型では、H型にB型の糖鎖がくっついています。

遺伝子型をみてみると、父親と母親からそれぞれの糖転移酵素遺伝子を引き継ぐので、AO（A型）、AA（A型）、BO（B型）、BB（B型）、AB（AB型）、OO（O型）の組み合わせがあります。

さきほども述べましたが、A型の人の血清中には抗B抗体、B型の人には抗A抗体、O型の人には抗Aおよび抗B抗体が存在するため、異なった血液が輸血されると輸血を受けた人の体内で抗原抗体反応が起き、重症の場合は死に至ることもあるのです。

2．自己免疫寛容のメカニズム

「免疫系は自己と非自己を識別するメカニズムを持っている」というエーリッヒの考えに、反論する学者が同時代に現れました。1900年にパスツール研究所で働いていた、ロシア人のセルゲイ・メタルニコフです。

彼は、動物の体内には、自己の精子に対する抗体が発現していると反論したのです。しかし後の研究で、確かに私たちの体内には自己の物質に対する抗体が存在しますが、それらが体内で抗原抗体反応を起こさないよう、免疫系が制御しているということがわかってきました。それが**「自己免疫寛容」**という現象です。

抗体が免疫系の制御を振り切って作用してしまうと、自己免疫疾患の原因となるのです。

免疫系は、自己を攻撃しないようになっています。仮に、自己を攻撃する抗体をつくってしまうB細胞があったとしても、受容体再編成をする過程で、そのB細胞は自然に死んでしまいます。

しかし自己免疫寛容では、B細胞よりむしろT細胞の方が重要な働きをしていることがわかっています。

T細胞はすでに述べたように、胸腺《きょうせん》で分化して末梢に出てきます。ところが、T細胞にとって、胸腺は墓場ともなります。じつは、**胸腺から末梢に出ていくことのできるT**

細胞は、全体のたった2〜5%くらいしかありません。前にも述べましたが、胸腺はT細胞を厳しく教育して選り分ける場所です。ここを卒業して末梢に出られるT細胞は約2〜5%であり、残り95%以上は胸腺内でアポトーシスにより消滅してしまいます。私たちの体を守ってくれているT細胞は、厳しい難関を突破してきた選りすぐりのエリート細胞たちなのです。

T細胞の表面には、**TCR**という受容体があります。TCRとはT細胞受容体（Tcell receptor）のことで、T細胞の表面にアンテナのように張り出して、アミノ酸の繋がりであるペプチドと**MHC**の自分にとって不都合な組み合わせが周りにないかどうか、常に見張っています。

MHCという新しい名前が出てきましたが、MHCとは主要組織適合抗原複合体（Major Histocompatibility Complex）のことです。これについては後ほど詳しく説明することにします。

さて、T細胞表面の受容体TCRのうち、自分にとって不都合なMHCに対して選択的に強く結合してしまうTCRがあります。そのTCRを持っているT細胞は、自分の

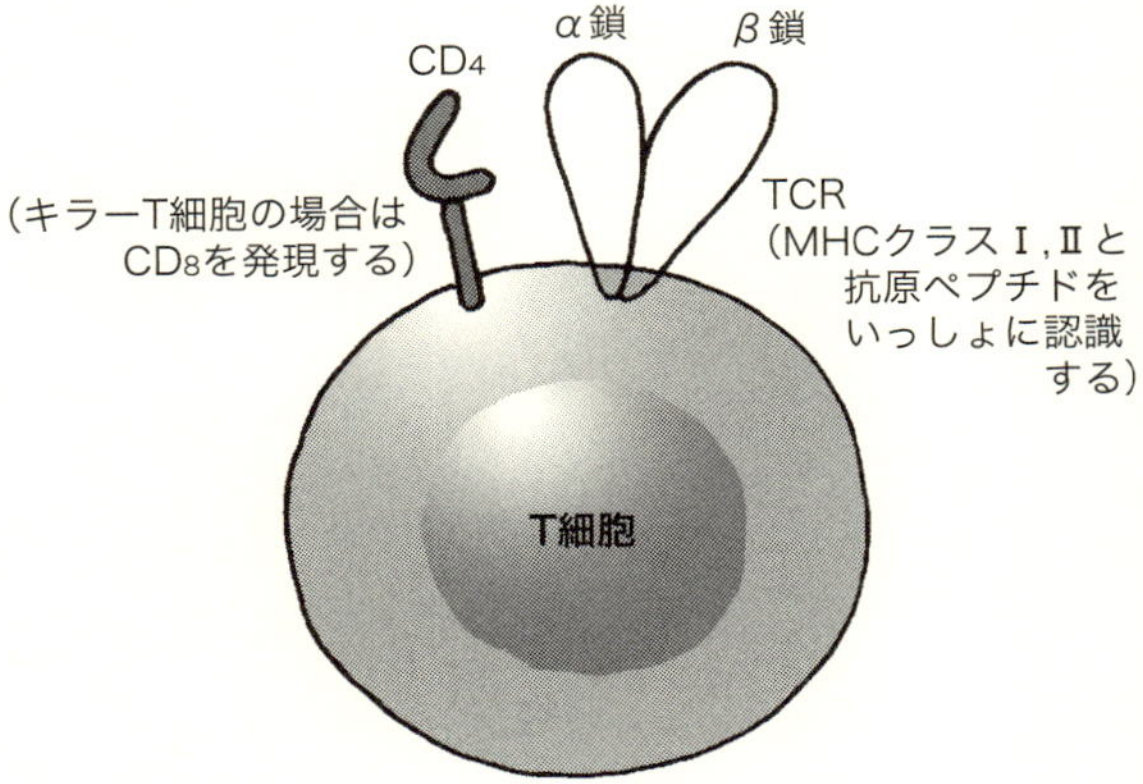

T細胞は抗原を特異的に認識するTCRを細胞表面に発現しています。TCRはα鎖とβ鎖の組み合わせでできており、免疫グロブリンの長鎖と短鎖と同じようにα鎖やβ鎖にも変領域と定常領域とがあって、認識する抗原に多様性が生まれてくるというわけです

図5-3　TCR（T 細胞受容体：T cell receptor）の構造

体を攻撃してしまう危険な存在なので、胸腺内でアポトーシスと呼ばれる自殺をするのです。これが免疫寛容を誘導するひとつの方法である「**クローン除去**」というものです。

先ほどから述べているように、自己抗体に反応しないように免疫系を制御しているのが自己免疫寛容ですが、そのメカニズムの第一は、胸腺内で自己抗原などに反応性を持つ免疫細胞群を排除して、T細胞を厳しく選り分けるクローン除去なのです。

このクローン除去は、確かにすばらしいシステムです。しかし、この方法だけでは免疫寛容は十分ではありません。加えて第二のメカニズムとして、「**アナジー**」とよばれるものがあります。

末梢に出てくるT細胞には、自己に強く反応するTCRを持ちながら、胸腺の監視網をくぐり抜けて末梢に出て行ってしまうT細胞もあります。それを監視する機構が胸腺と末梢血液のなかにも存在しています。それがアナジーという現象であり、末梢に出てきた自己抗原に反応するT細胞は、自己抗原に出会うと無力化したり、麻痺したりするのです。つまり、活性化されないだけでなく、自己抗原にも反応せず、無視した状態となるわけです。

さらに、免疫寛容の第三のメカニズムも存在します。

T細胞には、ヘルパーT細胞と**制御性T細胞**が存在します。制御性T細胞のおもな働きは、過剰な免疫応答を抑制することです。しかしそれだけではありません。自分自身の体の細胞や成分に対する免疫応答を抑える作用も持っているのです。

このように、主としてT細胞にかかわる3つのメカニズムにより、免疫系は自己の組織を攻撃しないようになっているのです。

★コラム　アポトーシス（細胞死）とは何か

アポトーシスは「プログラムされた細胞死」のことです。個体の発生段階や体の組織の分化過程などで、ある細胞が自ら死ぬことを意味します。

この言葉は、ギリシャ語のApoptosis「（枯れ葉や花が枯れて）落ちる」が語源になっていて、apo（離れて）ptosis（落ちる）という組み合わせのことばです。

ちなみに、アポトーシスに対して、外傷、凍傷、血行不良などで起こる細胞死は、壊《え》死《し》（ネクローシス）と呼ばれます。

私たちの指は5本あり、それぞれが離れています。しかし、個体発生のある過程では、指は「じゃんけんのグー」のような形をしています。発生が進行するにしたがい、指の間にある部分の細胞がアポトーシスを起こし、指の形ができていきます。これは、オタマジャクシのしっぽがカエルになる前に消えていくのと同じ現象です。

これまで述べてきたように、免疫寛容を誘導するためには、自分の体の抗原に応答するB細胞やT細胞を、アポトーシスによって取り除く必要があるのです。

3. 非自己の認識にかかわるMHC

MHCとは、主要組織適合抗原複合体（Major Histocompatibility Complex）であることは前に述べました。

MHCは臓器移植の時などによく問題になるように、組織適応性抗原のなかで、特に移植拒絶反応に関係がある抗原複合体のことです。

ヒトではこのＭＨＣをＨＬＡ（Human Leucocyte Antigen＝ヒト白血球抗原）と呼び、これらの抗原群は白血球だけでなく、ほぼすべての細胞表面に存在しています。

ＨＬＡの種類は約１５０種類あると言われていて、一人の人が６種類をもっています。

ＨＬＡは両親からその半分ずつを受け継ぐため個人差が大きく、親子や兄弟の間でも一致する確率は低くなり、非血縁間では数百～数万分の１の確率でしか一致しないといわれています。

造血幹細胞移植や臓器移植では、自分のＨＬＡのタイプに合わないものはすべて異物と認識して攻撃を始めてしまうため、ＨＬＡの適合性が重要視されます。このＨＬＡはクラスⅠ分子とクラスⅡ分子とに分かれています。

クラスⅠ分子は人を構成する大部分の細胞表面に存在していますが、クラスⅡ分子はマクロファージ、Ｂ細胞、胸腺などの限られた細胞表面にしか発現していません。

したがって、クラスⅠ分子は、自分の免疫学的なタイプを主張しているものと考えられます。クラスⅠタイプの異なる人の器官を移植しようとすると、移植を受けたほうはこれを非自己として排除しようとします。つまりクラスⅠ分子は、拒絶反応に関係していて、自分の免疫のタイプを主張している抗原分子といえるでしょう。

一方でクラスⅡ分子は、抗原提示能力をもつ細胞の表面にしか存在しません。マクロファージやT細胞の表面にあり、T－B細胞の相互作用のなかで、抗原情報をヘルパーT細胞に伝えて、抗体産生を誘導するものです。

ここで、第一章で述べた抗体産生の機序について、もういちどおさらいしながらまとめてみましょう。

例として、体内にはしかのウイルスや花粉などが入ってきたとします。そうするとまずマクロファージが出てきて、はしかウイルスや花粉を食べてしまいます。

次にその情報がマクロファージの表面にあるMHCのクラスⅡという突起と、ヘルパーT細胞のナンバー2（Th－2）の細胞表面にあるTCRという突起が接合して、はしかのウイルスや花粉の情報がB細胞に伝わります。するとB細胞は、はしかのウイルスの情報を受けた場合は、はしかのウイルスに対するIgG抗体を、花粉の場合は花粉に対するIgE抗体をそれぞれ産生します。

したがって、マクロファージは貪食《どんしょく》細胞または抗原提示細胞と呼ばれ、B細胞は抗体産生細胞と呼ばれています。

また、はしかに対するIgG抗体は感染防御として働き、花粉に対するIgE抗体は花粉症などのアレルギー反応を起こす抗体になるのです。

まとめると、MHCにはクラスⅠ分子とクラスⅡ分子に分かれていて、クラスⅠは全ての細胞にあり、自分の組織以外のものを排除する役割を持ちます。そして、クラスⅡ分子は抗原提示を行う細胞でのみ発現し、異物を認識して抗体産生を行うものと理解してよいでしょう。

★コラム　自分の標識を持たない外敵は攻撃しない「MHC拘束性」

MHCのはたらきにもう一つ重要なものがあります。

たとえば、ウイルスに感染した細胞を攻撃するのは、T細胞のうちのキラーT細胞です。しかし、このキラーT細胞は、すべての敵を攻撃しているわけではありません。殺すことができるのは、自分の組織にあるＭＨＣに結合しているウイルス感染細胞だけです。これを「ＭＨＣ拘束性」といいます。

細胞がウイルスに感染すると、その細胞はウイルスに特異的なたんぱく質をつくるようになります。ＭＨＣクラスⅠ分子は、このたんぱく質を認識して結合します。このとき、ウイルスを攻撃するキラーＴ細胞は、自分の組織と同じＭＨＣのときだけしか働きません。

キラーＴ細胞だけでなく、ヘルパーＴ細胞も自分と同じＭＨＣ遺伝子を発現するＢ細胞しか助けることができません。つまり「ＭＨＣ拘束性」とは、自分と遺伝的に同じＭＨＣを持つ細胞を認識して標的にする性質のことなのです。

免疫反応は「他者が体内に侵入した時に、その他者を攻撃する反応」だと多くの人が考えます。しかし実はもっと複雑であり、この「ＭＨＣ拘束性」のように、**自分と同じ組織のＭＨＣとくっついた他者のみを攻撃する、という反応もある**のです。

自然免疫はマクロファージがウイルスなどを直接食べてしまう免疫反応ですが、獲得免疫は、自己組織のＭＨＣと結合したウイルスなどを攻撃する反応といえるでしょう。

なぜこのようなことが起こるのか詳しくはまだ解明されていないのですが、ある学説では、胸腺内でT細胞が分化するときに教育を受け、その教育を受けたMHCを自己としてみなすように学ぶからだと説明されています。

4．自分を見失った免疫系――自己免疫疾患の発生

「免疫は諸刃の剣」とよく例えられます。これまで述べてきたように、たしかに免疫系は実に巧妙に私たちの体を外界の侵入者から守ってくれています。しかし、免疫は私たちによいことばかりをもたらしてくれているわけではないのです。本来外敵に向けられるべき免疫の攻撃が、自分自身の組織に向けられる場合があるからです。

このとき、発症する病気が「自己免疫疾患」とよばれるものです。自己免疫疾患は、自己組織を敵とみなすキラーT細胞やマクロファージが刺激されて、自己組織を攻撃する病気です。また、自己成分を異物とみなすB細胞やヘルパーT細胞が刺激され、自己

成分に対する抗体をつくり、自分の組織を攻撃したりします。なぜ、このようなことが私たちの体のなかで起こってしまうのか、その答えは複雑でまだすべてを解明するには至っていません。

ウイルスや細菌の感染が、自己免疫疾患のきっかけにもなることがあります。リウマチ熱は連鎖双球菌の感染によって起こりますが、この場合、菌の細胞壁がヒトの心筋成分とよく似ていることが原因だとも言われています。また、その人の持っているMHCクラスⅡが病気の原因となる抗原と結合しやすい場合、自己免疫疾患が発生しやすくなることが知られています。たとえば全身性エリテマトーデスや、インスリン依存性糖尿病という病気の場合です。

自己免疫疾患には、自分に向けられた抗体によって細胞自体が破壊されるものと、細胞の機能を失ってしまうものがあります。

細胞自体が破壊される自己免疫疾患の例として「溶血性貧血」があります。また、天疱瘡《てんぽうそう》と呼ばれる皮膚病である自己免疫性水泡症があります。これは、細胞同士がくっつくための接着剤のような、デスモゾームという物質に対しての自己抗体ができるので、皮膚細胞がバラバラになってしまう病気です。

細胞機能を失う例としては「Ⅱ型糖尿病（インスリン抵抗性糖尿病）」があります。インスリンが作用して血糖値を下げるためには、インスリンが細胞表面の受容体に結合することが必要です。しかし、その受容体に抗体をつくるようになれば、受容体にインスリンが結合できなくなり、血糖値が上がって糖尿病になります。この病気は「インスリン自己免疫症候群」と呼ばれています。ここでのインスリン抗体は、インスリンと結合しやすく、かつ離れやすい性質を持っているため、結合状態では高血糖になり、離れてしまうとインスリンが一気に作用して低血糖を引き起こしてしまうのです。

また、T細胞が自己組織を攻撃することによる自己免疫疾患では、「Ⅰ型糖尿病（インスリン依存性糖尿病）」があります。これは、自己のT細胞が膵臓《すいぞう》のランゲルハンス島のβ細胞を直接攻撃してしまうものです。β細胞は血糖値を下げる唯一のホルモンであるインスリンを分泌する細胞なので、T細胞がそのβ細胞を攻撃してしまうとインスリンが産生されなくなり、血糖値が上がってしまいます。

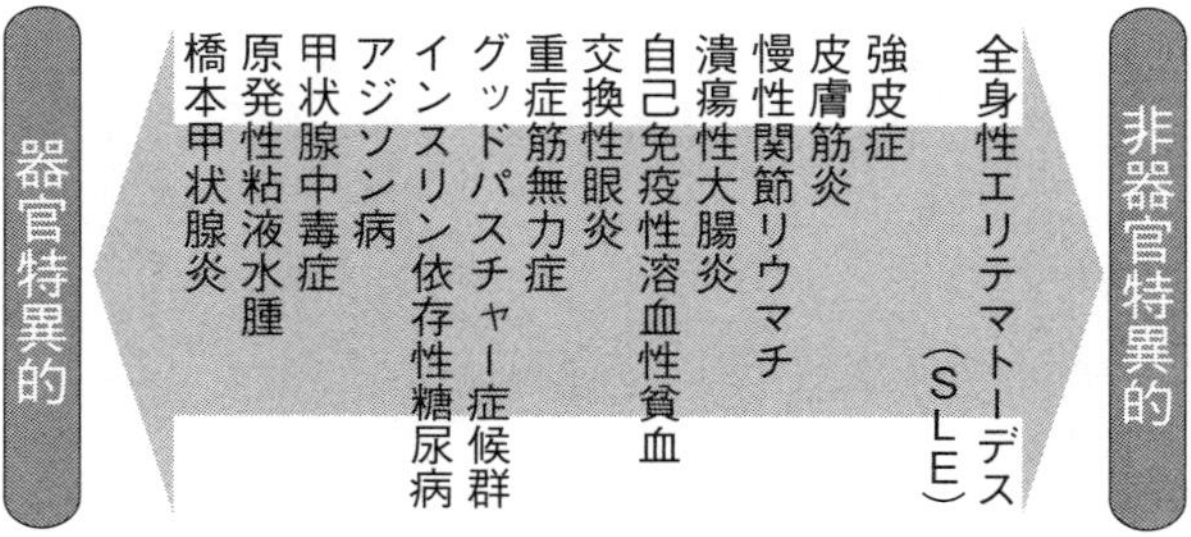

自己免疫疾患には全身症状として現れるものとある臓器特有の病気として現れるものがある

図5-4　自己免疫疾患のいろいろ

★コラム　いろいろな自己免疫疾患

自己免疫疾患には、原因となる自己抗原がどのように分布しているかによって、全身性と臓器特異的なものに分類されます。

全身性のものとしては、全身性エリテマトーデス、強皮症、皮膚筋炎、慢性関節リウマチなどがあり、臓器特異的なものとしては、橋本病、バセドウ病、重症筋無力症、1型糖尿病などがあります。

近頃、若い世代に増えてきたものでは「潰瘍《かいよう》性大腸炎」があります。本来は自分を守ってくれるはずの白血球の一種である顆粒球《かりゅうきゅう》が関係している疾患です。

潰瘍性大腸炎は大腸に潰瘍やポリープがたくさん

できるため、腹痛や下痢、出血を頻繁に繰り返す症状が出ます。若い世代での発病が多いのは、食生活の欧米化による患者数の増加という説がありますが、はっきりした原因はまだわかっていません。

また、「クローン病」も若い世代に増えている疾患です。この疾患と潰瘍性大腸炎との違いは、潰瘍性大腸炎が直腸を中心とした大腸に炎症が起こるのに対し、クローン病は口から肛門までのあらゆる消化管に炎症が出るものです。

この2つの病気は総称して炎症性腸疾患（ＩＢＤ：Inflammatory Bowel Disease）と呼ばれていて、原因が特定されていない治りづらい慢性疾患なのです。

5．なぜ他者からの臓器移植では拒絶反応を示すのか

臓器移植については、最近ではよくニュースでも取り上げられています。ある人の体から臓器を取り出して、別の人に移植することです。この手術の時に主に問題になるの

は「移植拒絶反応」です。

たとえば、自分の体に他者の皮膚を移植しようとすると、移植片はやがて変質して脱落してしまいます。これを移植拒絶反応といい、細胞性免疫によって起こる現象です。

他者の皮膚が移植されると、非自己と判断され移植片のまわりにマクロファージが集まってきます。異物が侵入したという情報がマクロファージからヘルパーT細胞に伝えられ、情報を受け取ったヘルパーT細胞はさらにキラーT細胞に情報を伝え、キラーT細胞は刺激を受けて増殖します。そして増殖したキラーT細胞が移植片のまわりに集まり、移植片の細胞を攻撃するのです。

このように、移植片を監視して除去する細胞はT細胞です。それでは、T細胞はどのようにして自分と他者を区別しているのでしょうか。

ここまで読んできた人には、答えを出すのは簡単だと思います。順を追ってみてみましょう。

まず、自分のMHC分子（HLA抗原）を認識できないT細胞は、T細胞として無能であるとされ、胸腺内で殺されてしまいます。次に、自分の抗原を提示したMHC分子と強く反応するT細胞も、自分の組織をおびやかす危険分子であるので殺されてしまいます。このクローン除去によって、T細胞の98%以上は殺されてしまうのです。

こうして、非自己抗原を提示するMHC分子とだけ反応するT細胞のみが、胸腺から生きて出てくることができます。また、仮に自己抗原に反応する細胞が生き残ったとしても、アナジーという現象によって末梢で無力化するのです。

移植片が生着するためには、お互いのMHC遺伝子が同一であれば問題ありません。しかし、実際にはMHC遺伝子が複数存在し、各遺伝子に多くの異なる型が存在するため、その組み合わせは膨大な数になります。

親子であっても遺伝子の型は半分異なり、兄弟でも完全に一致する確率は4分の1となります。他人ではめったに一致しません。したがって、普通に移植しただけでは移植片を生着させるのはとても難しいのです。

6．T細胞の世界――自己と非自己の組み合わせを認識する細胞

免疫には、体液性免疫と細胞性免疫とがあり、体液性はB細胞、細胞性はT細胞がそれぞれ主役を演じているということを第一章で述べました。

また第五章では、このうちT細胞が主として自己と非自己とを区別する細胞であることを述べてきました。

ここでは、T細胞の種類とその機能について、もう少し詳しく解説していきたいと思います。

T細胞には、CD4とよばれる分子を細胞表面にもつT細胞と、CD8とよばれる分子を細胞表面にもつT細胞の二種類があります。CD4をもつT細胞はヘルパーT細胞といい、クラスⅡのMHC分子と抗原の複合体を結合するTCR（T細胞受容体）をもちます。

CD8をもつT細胞は細胞傷害性T細胞、別名キラーT細胞とよばれ、クラスⅠのMHC分子と抗原との複合体を結合するTCRをもちます。

これらのことは第一章でも述べましたが、T細胞のまとめとしてここでもう一度説明します。

ヘルパーT細胞は、さらに機能的にＴｈ-1とＴｈ-2とにわけられます。それまでまったく抗原に出合ったことのないヘルパーT細胞は、マクロファージ由来のガンマ型インターフェロン（IFN-γ《ガンマ》）やIL（インターロイキン）-12とよばれる物質の存在下で抗原に出合うと、Th-1細胞になります。

一方、Th-2細胞は、IL-4の存在下に抗原に出合ったヘルパーT細胞から誘導されます。Th-1は、キラーT細胞やマクロファージを活性化するなど、主として炎症反応にかかわります。一方、Th-2とよばれる細胞は、抗体産生にかかわります。

キラーT細胞は、移植した皮膚を拒絶したり、ウイルス感染細胞を殺す役割を持ちます。そしてキラーT細胞はクラスIのMHC分子を認識します。体細胞にはほとんどすべてにクラスIのMHC分子が発現しているため、非自己の移植片を排除できるのです。また、ウイルス由来の抗原ペプチドは細胞表面にクラスIのMHC分子とともに現れ、キラーT細胞はそれを標的にしています。

しかし、CD8T細胞のままでは、これらの細胞を標的にすることはできても、殺す能力は持っていません。キラーT細胞になることが必要です。

キラーT細胞はTCRを介して刺激されたあと、IL-2によって増殖するとともに、細胞内にほかの細胞を殺すためのいろいろな道具を用意してキラーT細胞となるのです。

他に、ナチュラルキラー細胞（NK細胞）というキラー細胞もあります。T細胞でもB細胞でもなく、がん細胞をよく殺すリンパ球として見つかったものです。NK細胞は、基本的にはどんな細胞も無差別に殺しますが、自分と同じMHCを持っている細胞は殺さないことが研究により明らかにされています。これは前に述べた「MHC拘束性」を、NK細胞は持たないということです。

7. Th-1細胞とTh-2細胞が産生するサイトカイン

さて、T細胞の種類と機能について説明してきましたが、T細胞に関して重要なことは、T細胞が可溶性のいろいろな生理活性物質を産生しているということです。

これは過去には、リンパ球由来の生理活性物質という意味で「リンホカイン」とよばれていましたが、最近ではリンパ球のさまざまな細胞から同じような活性物質が産生されていることが明らかになり、名前も「サイトカイン」となりました。

サイトカインについてはすでに第四章で解説しましたが、ここで「インターロイキン(IL)」についてもう少し説明します。

インターロイキン(interleukin)は、Inter(細胞間)、leukin(leucyte:白血球)ということばを組み合わせた「白血球間の相互作用に働く生理活性物質」という意味の造語であり、サイトカインの中の一群です。

Th-1細胞は、IL-2、IFN-γなどを、Th-2細胞は、IL-4、IL-5、IL-6、IL-10などを産生していることがわかっています。これまでに30種類以上のインターロイキンが同定されており、発見された順番に番号がつけられています。

また、IFN-γはTh-2細胞の出現を抑制し、IL-10はTh-1細胞の出現を抑制しています。そして、B細胞が抗体分泌細胞になるためにも、これらのサイトカインが重要な役割を示すことがわかっています。

つまり、これらのサイトカインのはたらきにより、Ｔｈ－１細胞とＴｈ－２細胞とがバランスをとっているということなのです。

8. 免疫の多様性の秘密は、抗体の構造にある

免疫応答の特徴として、多様性があるということがあげられます。それは抗体の構造にあります。

このことを理解するために、まず抗体の構造について説明をしていきましょう。

抗体は、免疫グロブリンというたんぱく質で、長いポリペプチド鎖であるＨ鎖が２本と、短いポリペプチド鎖であるＬ鎖の２本でできていて、Ｙ字型をしています。

抗原に対しては、Ｙ字型の開いた方で結合して抗原抗体反応を起こします。産生された抗体はその産生をうながした抗原とだけ特異的に結合して、ほかの抗原とは結合しません。これは抗体の結合部位のアミノ酸配列が抗体によって異なっているからです。

つまり、Ｈ鎖、Ｌ鎖とも個々の抗体ごとに少しずつ異なる「可変部」と呼ばれる部分

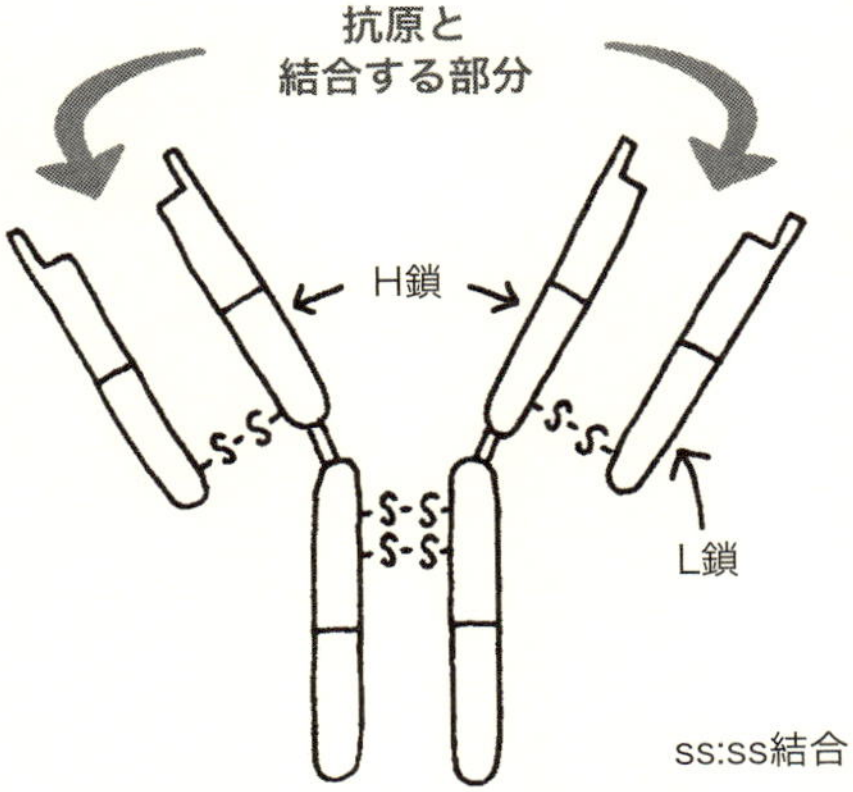

免疫グロブリン、すなわち抗体は基本的にY字型をしている。短い方をL鎖、長い方をH鎖という相同な2本ずつの鎖が「SS結合」で結ばれてできている。Y字型の上部の可変部のアミノ酸配列の違いによっていろいろな抗原と結合できる

図5–5　抗体のしくみ

があるのです。H鎖、L鎖の可変部は、ともに約110のアミノ酸からなっています。一方で、変わらない「定常部」というのもあり、L鎖は約110個、H鎖は約330または440個のアミノ酸からなっています。

抗体の特異性は、この可変部の違いによって決まっているのです。

抗体の可変部をコードしている遺伝子は、H鎖では、V、D、Jの3領域、L鎖ではV、Jの2領域を持っています。ヒトではVは約100個、Dは4個、Jも4個の遺伝子断片をそれぞれ持ちます。

ふつうの細胞では離れて存在するこれらの遺伝子の一つずつが、B細胞が成熟する過程でつなぎ合わされることによって、最終的に定常部位の近くに動いてくることがわかっています。

さらに、別々に作られるH鎖とL鎖が組み合わされることで、無限とも思える多様性を生み出すことも可能にしているのです。

先に抗体の構造を説明しましたが、抗体も1種類ではありません。繰り返しになりますがIgG、IgM、IgE、IgA、IgDと5種類のクラスがあり、さらにサブタイプとよば

ヒトの免疫抗体は、IgA、IgD、IgE、IgG、IgMの5種類に大きく分類され、抗原結合部位の遺伝子の組み合わせによって異なっている。IgAはふつうは2個が結合し、腸液などの液とともに出てくる。IgMは5個結合した五量体の型で存在している

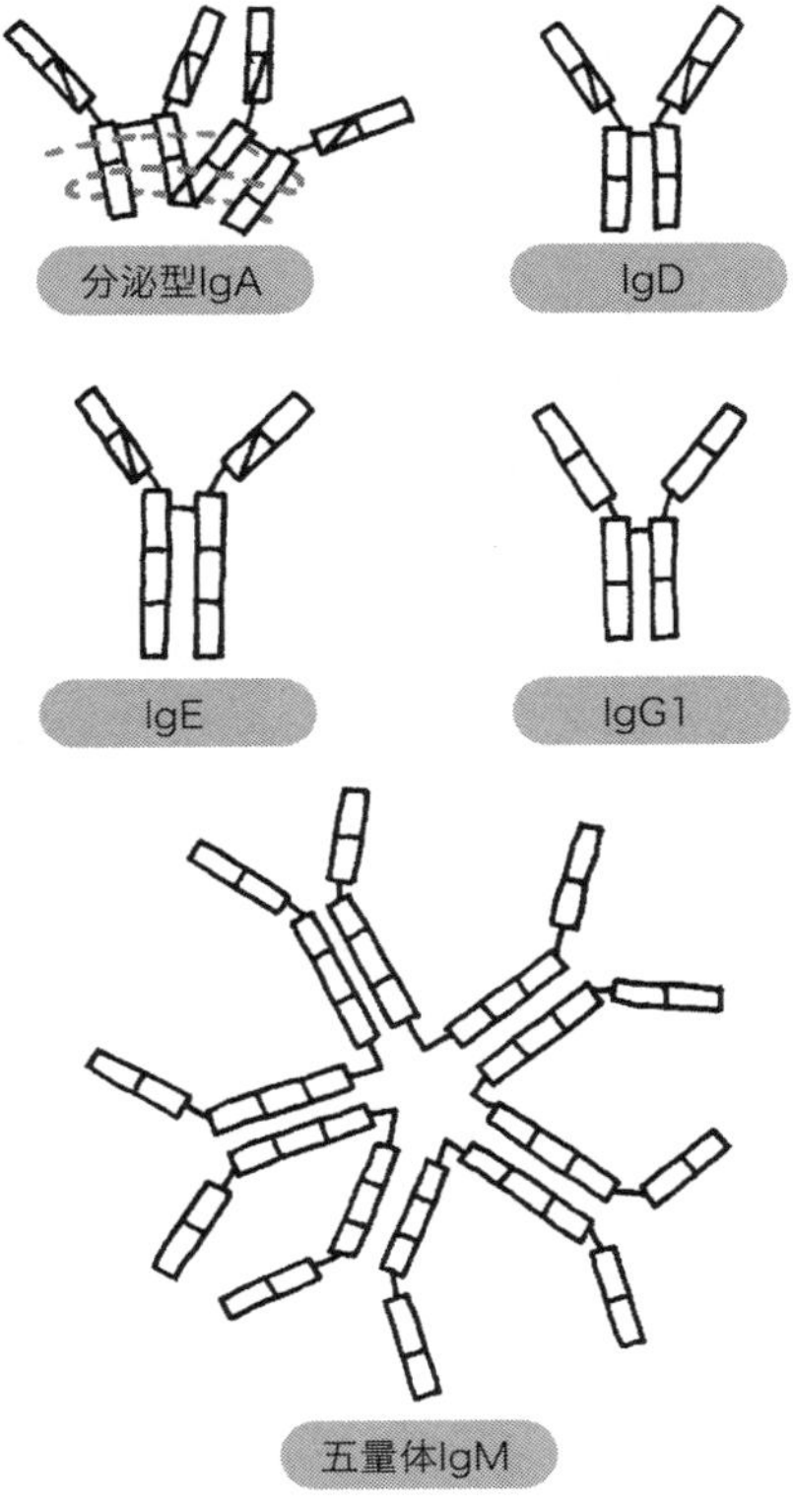

図5-6　いろいろな抗体のタイプ

れるものに分かれています。これらは抗原結合部位、つまり抗体の可変部が同じで、定常部が異なっています。このような定常部が異なる別の種類の抗体が得られる現象のことを「クラススイッチ」といいますが、これも複数ある定常部位の遺伝子が再構成されることで説明できるのです。

9．B細胞と同じく、T細胞も多様性を持っている

細胞性免疫、たとえば拒絶反応に機能するT細胞においても、一つの細胞は一つの特異性しか示すことができません。

しかし、T細胞もB細胞と同じように、多様性を持っています。

T細胞にも免疫グロブリンによく似た、抗原を特異的に認識する抗原受容器が存在しています。これをTCR（T細胞受容体）とよび、細胞表面に持っていることは前に述べました。TCRは、T細胞の表面にアンテナのように張り出していて、自分にとって不都合なペプチドとMHCの組み合わせを常に監視しています。

TCRにはα鎖とβ鎖で構成されるものと、γ《ガンマ》鎖とδ《デルタ》鎖で構成されるものとがありますが、免疫グロブリンのH鎖やL鎖と同じように、α鎖とβ鎖にも可変領域（U領域）と定常領域（C領域）があり、遺伝子の再合成を行えるため多様性が生まれるのです。

ヒトの血液中にあるT細胞のTCRは、大半はTCRα鎖とβ鎖からなります、しかし、腸管に存在するT細胞のTCRはγ鎖とδ鎖からなっていて、働きがα鎖とβ鎖T細胞と異なり、腸内細菌と密接に関係していることがわかっています。

腸管でもっとも多く産生されている抗体はIgA抗体ですが、この抗体が腸内細菌の腸粘膜への定着を決めていることが、最近の研究であきらかにされました。

このように、免疫反応の多様性は抗体の構造ばかりではなく、T細胞表面のTCRによってもなされているのです。

免疫の特徴は、反応がきわめて多様性を持つことでした。それはB細胞もT細胞も、状況に応じて多様な反応をしているということなのです。

第六章　免疫のバランスが健康を保つ――アレルギーとがん

1．免疫のバランスが崩れたとき病気になる

ここで、これまで述べてきたことを簡単にまとめてみましょう。

私たちの体内で免疫力をつかさどっているのは、血液中に含まれている白血球です。この白血球は大まかに分けると、リンパ球、マクロファージ、顆粒球《かりゅうきゅう》の3種類で、これらが免疫担当細胞と呼ばれています。

リンパ球にはB細胞とT細胞、NK（ナチュラルキラー）細胞の3種類があり、骨髄由来のリンパ球をB細胞、胸腺《きょうせん》由来のリンパ球をT細胞とよびます。そしてB細胞は抗体産生、T細胞は抗体産生の調節などを主な働きとしています。

そしてT細胞には、がん細胞やウイルスに感染した細胞を攻撃するキラーT細胞、免疫反応を助けるヘルパーT細胞があります。ヘルパーT細胞はTh-1とTh-2という

2つのグループに分かれます。

Th-1は細胞を使って免疫反応を誘導する細胞免疫を担当します。感染症などウイルスの侵入があったときなどに、キラーT細胞（細胞傷害性T細胞）やインターフェロンなどの物質を放出し、ウイルスを攻撃します。しかし、もっとも重要な働きは、毎日3000個～5000個ほど人体内に出現しているがん細胞を、NK細胞と共同作業で破壊する働きです。

一方、Th-2は血清中の抗体というたんぱく質を使って、体液性の免疫反応を誘導します。感染症では細菌などの侵入があったときに力を発揮します。予防接種もTh-2を刺激することで抗体を産生し、感染症にかからないようにする機構なのです。

しかし、Th-2の作用のなかでもっとも興味深いのは、花粉症やぜんそく、アトピー性皮膚炎などのアレルギー性疾患の発生にも関与しているということです。

このTh-1とTh-2は健康な状態のとき、ちょうどシーソーのようにうまくバランスをとっています。このうち、片方だけが優位に活性化すると、シーソーが傾いてしまい、アレルギー性疾患や自己免疫疾患が生じます。

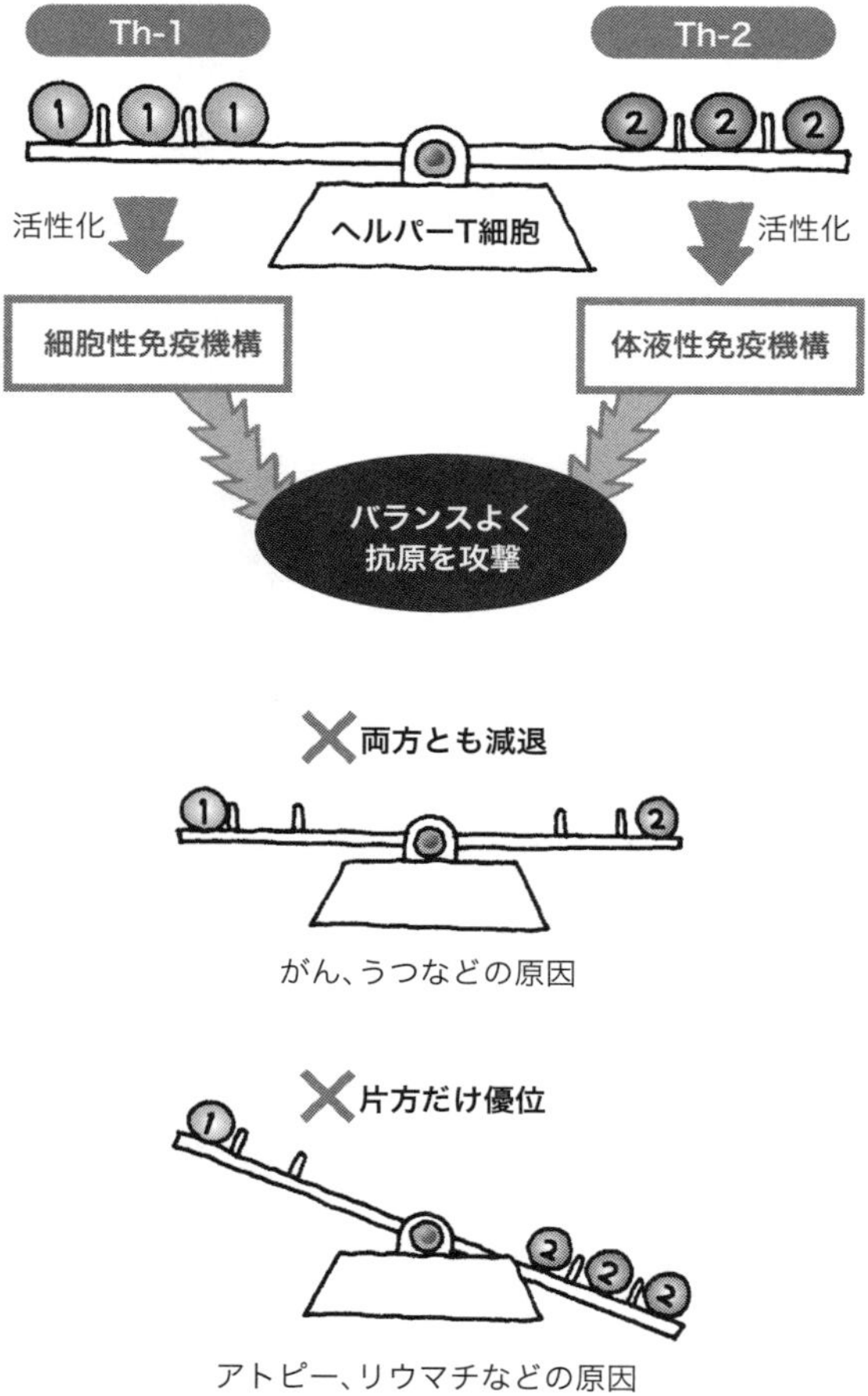

図6−1　免疫は「細胞性」と「体液性」でバランスがとられている

また、Th-1とTh-2の両方の機能が低下することで、がんやうつ病などの原因にもなってしまうのです。

2．アレルギーには4つのタイプがある

抗体は、私たちの体を病原体から守ってくれています。

しかし抗体は、外から侵入してきた物質のうち、何が危険で、何が安全かを見極めるのはどうも不得意なようです。

私たちの環境内に存在する花粉、ハウスダスト、真菌、ダニなど、健康に生活している分にはあまり危険でないものにも免疫系が過剰に反応した結果、花粉症やアトピー性皮膚炎、気管支ぜんそくなどのアレルギー性疾患が発生します。

このアレルギー反応には、4つのタイプがあります。

上に述べた花粉症やアトピー性皮膚炎、気管支ぜんそく、食物アレルギーなどは、I型アレルギー反応に属します。I型アレルギーはIgEという抗体が関与する反応です。

Ⅱ型やⅢ型も抗体が関与する反応で、Ⅳ型はT細胞が関与しています。

また、抗体が関与するものは即時に反応するのに対し、T細胞が関与するものは遅れて反応することから、それぞれ「即時型アレルギー」と「遅延型アレルギー」とも呼ばれています。

Ⅱ型のアレルギーはIgGやIgM抗体と補体が関与するもので、赤血球が傷害されると溶血性貧血、顆粒球が傷害されると顆粒球減少症、血小板が傷害されると血小板減少性の紫斑病となります。この場合のIgGやIgM抗体は、自己の細胞に対する抗体である場合が多く、後に述べる自己免疫疾患の発生機序と重なります。

Ⅲ型アレルギーも、やはりIgG抗体と補体が関与する反応です。Ⅱ型と異なるのは、傷害の標的となる組織が、可溶性の抗原とIgG抗体とが結合した複合体であることです。これが組織に吸着して傷害を起こすのです。

Ⅳ型アレルギーは、T細胞が関与しているものです。Th－1細胞がつくるサイトカインによって、マクロファージが活性化して組織を傷害するタイプのアレルギー反応となります。

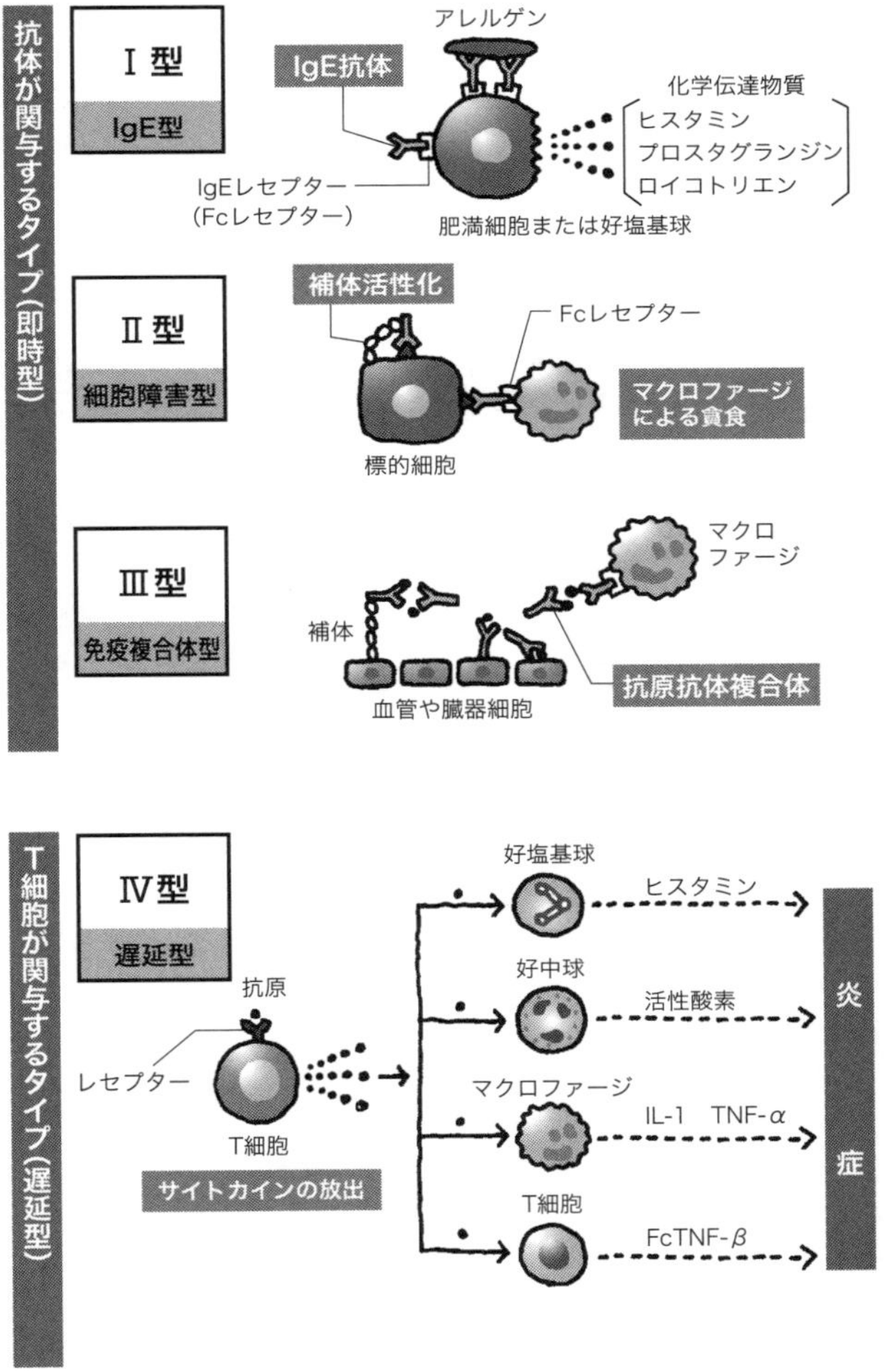

図6-2　アレルギーには4つのタイプがある

3. 花粉症や喘息《ぜんそく》が起こるのは

私たちが普段よく目にするアレルギー反応といえば、ほとんどがI型反応を指します。I型アレルギーを特徴づけるのは、過剰なIgE抗体の産生です。私たちをとりまく環境内に存在する花粉やハウスダスト、あるいは真菌やダニなどの抗原に対して、免疫系が反応してIgEを産生することに原因があります。

通常、私たちの体内にあるIgEは少量です。しかし、何らかの理由によってTh-2が刺激され、サイトカインであるIL-4の産生が亢進《こうしん》すると、IgEが過剰に作られてしまい、I型アレルギー反応が起こります。

I型アレルギーは、症状がひどいときにはアナフィラキシーショックというアレルギー症状が短時間で全身に起こる反応を引き起こし、死に至ることもあります。

花粉症は典型的なI型アレルギー反応です。花粉がヒトの鼻から吸いこまれると、鼻の粘膜に存在するマクロファージなどの抗原提示細胞が花粉を捕まえ、Th-2細胞に抗原提示を行います。Th-2はサイトカインを分泌し、B細胞にIgE産生をうながす指令を出します。

一方、粘膜には肥満細胞（マスト細胞）がいて、この細胞の表面にはIgE抗体が吸着する受容体があります。これらは細胞内にヒスタミンやロイコトリエンなどの化学物質をたくさん持っていて、まるまると太って見えるため、肥満細胞と呼ばれています。

その肥満細胞の表面には、花粉に対するIgE抗体が多量に存在します。そこに花粉が付着すると、それに反応して肥満細胞が破れ、内部にある多量の化学物質が血中に放出されます。これを「脱顆粒」といいます。

血中に放出されたヒスタミンやロイコトリエンC4などは、気管支平滑筋の収縮や血管透過性、粘膜分泌などを亢進させます。他に血小板活性化因子や、ロイコトリエンB4などは、好中球や好酸球などを呼び寄せ、炎症を促進させます。その結果、血管壁から血液成分が漏れ出して炎症となり、腫れが起こります。

このように花粉症を例にとってI型アレルギー反応の起こる機序を解説しましたが、気管支ぜんそくの場合は、ダニやハウスダストに対するIgE抗体が気管支粘膜の肥満細胞に付着し、脱顆粒が起こって気管支が収縮し、ぜんそくが起こります。アトピー性皮膚炎の場合は、皮下の肥満細胞が破れて脱顆粒が起こった結果、皮膚が赤くなりかゆくなるのです。

★コラム　アレルギーや寄生虫感染時に増える好酸球

今まで好酸球は、寄生虫感染を防いだり、アレルギー反応を促進する役割があると言われてきました。

しかし2013年9月、英研究雑誌の『ネイチャー』に、「好酸球は寄生虫の感染防御やアレルギー反応を促進する働きを直接しているわけではなく、人間の代謝機能を亢進させることが主な働きである」と、米カリフォルニア大学の研究で明らかにされたのです。

食事中に血中の好酸球が増えることは以前から知られていました。カリフォルニア大学の研究者たちは、その現象がなぜ起こるのかを追求していました。

そして研究の結果、IL（インターロイキン）C2とよばれる免疫細胞が、食事中の神経伝達と好酸球の増加にかかわっていることがわかってきたのです。ＩＬＣ２という免疫細胞は、体内時計を調節する神経細胞からホルモンのシグナルを受け取り、食事に関係した好酸球の生成を促進する分子を分泌していました。

また別の研究によると、好酸球には寄生虫の感染を防止できない可能性も示されています。好酸球の増加を促す免疫細胞ＩＬＣ２が分泌するＩＬ-５（インターロイキン５）は、ぜんそくの症状を抑えるという報告が出ています。

このように、寄生虫感染やアレルギー反応における好酸球の働きは一様ではないようです。むしろ、好酸球は肥満や糖尿病の治療法に寄与するのではないかというのが、研究者たちが出している現在の見解です。

４．アレルギー性疾患は文明病

今まで述べてきた花粉症や気管支ぜんそく、アトピー性皮膚炎などのⅠ型アレルギー反応で悩む人は、最近になってますます増えてきました。

こうしたアレルギー症状を示す人を年齢別、地域別に調べてみると、子どもに多く、都市部に住む人にも多いということがわかりました。

国立成育医療研究センター、斎藤博久《さいとうひろひさ》氏らの調査によると、アレルギー体質の日本人は1970年代生まれの人に急増し、特に都市部では90％以上の日本人がアレルギー体質になっているということです。

花粉症やぜんそく、アトピー性皮膚炎などのアレルギー性疾患が日本人に出現するようになったのは、1965年頃からです。それまでの日本には、このようなアレルギー性疾患の人はほとんど見られませんでした。

なぜ、昔は無かったはずのアレルギー性疾患が、こんなに多く出現するようになったのでしょうか。

それは、私たちが良かれと思ってつくってきた現代の文明社会が、これらのアレルギー性疾患を生んだのだと私は思っています。私たちの体の中に存在し、私たちの体を守ってくれている皮膚常在菌や腸内細菌などの微生物を、「キタナイもの」として一方的に排除している現代の「キレイ社会」が、アレルギー性疾患を多発させている最も大きな要因だと思っています。

いま欧米では、「衛生環境仮説（Hygiene hypothesis）」を支持する報告が増加しています。アレルギー性疾患は先進国で急激に増えていて、その原因は乳幼児期の感染機会の減少だとする学説です。

先進国はどんどん清潔な環境になり、微生物と接触する機会がとても少なくなっています。また、抗生物質の使用頻度が増加したため、乳幼児期の細菌感染の機会も著しく減少しました。それと反比例するようにアレルギー性疾患が急増していることに注目したのです。

この機序としては、**乳幼児期に細菌感染の機会が減ることで、Ｔｈ-１細胞の活性化が十分にされないままになります。すると、従来持っていたＴｈ-２の方ばかりが活性化してしまい、免疫系のバランスが崩れたまま成長してしまうのです。**つまり、さまざまな細菌やウイルスなどの感染が、細胞表面にある病原体を感知する役目のToll様受容体（ＴＬＲ）を介して自然免疫担当細胞を活性化し、後に続く獲得免疫反応の方向を決めます。

しかし、乳幼児期での感染が減少すれば、自然免疫の発達を阻害することになります。そのために、獲得免疫反応が過度に活性化されたり、バランスを崩したりした結果、アレルギー性疾患が増えてきたと考えられています。

私が過去に行った調査でも、家の中で多く遊んでいる子どもよりも外に出て遊ぶ子どものほうが、また兄弟でいえば第一子より第二子、第三子のほうが、アレルギー疾患にかかりにくいということがわかっています。なぜなら第二子、第三子になれば、親がそんなに汚れを気にしなくなるからです。

つまり、微生物と接する機会の少ない子どもが、アレルギー性疾患にかかりやすいというわけです。

5．がんの発生を抑えるＴｈ−１系の細胞群

私たちの体の中では、毎日たくさんのがん細胞が発生していることを何度も述べてき

ました。しかし多くの人は、この事実に気づかずに生活しています。ある新聞社が調査したところ、日本人の８割近くがこのことを知らないと答えています。

人間の体は約60兆個の細胞で構成されていますが、そのうちの約２％が新陳代謝などで毎日新しく生まれ変わっています。今のこの瞬間にも、たくさんの数の細胞が生まれ、そして死んでいるのです。

これは、私たちの体にとっては大変な作業です。1細胞中にある30億文字分の遺伝子情報（百科事典の20巻分）を一文字たりとも間違えないようにコピーしながら、細胞は分裂し続けているのです。このような天文学的数字の作業のなかで、ミスが起こらないはずがありません。ごく一部の細胞に起こったコピーミスにより、遺伝子が傷つき、がんの遺伝子が目覚めてしまうことがあるのです。

がん細胞の発生は、DNAのなかで眠っているがん遺伝子が、発がん物質（イニシエーター）のはたらきかけによって目覚めることから始まります。

細胞のなかで発がん遺伝子が目覚めると、次に発がん促進物質（プロモーター）によって細胞が変化し、変化した細胞が分裂してがん細胞になります。このがん細胞が異常

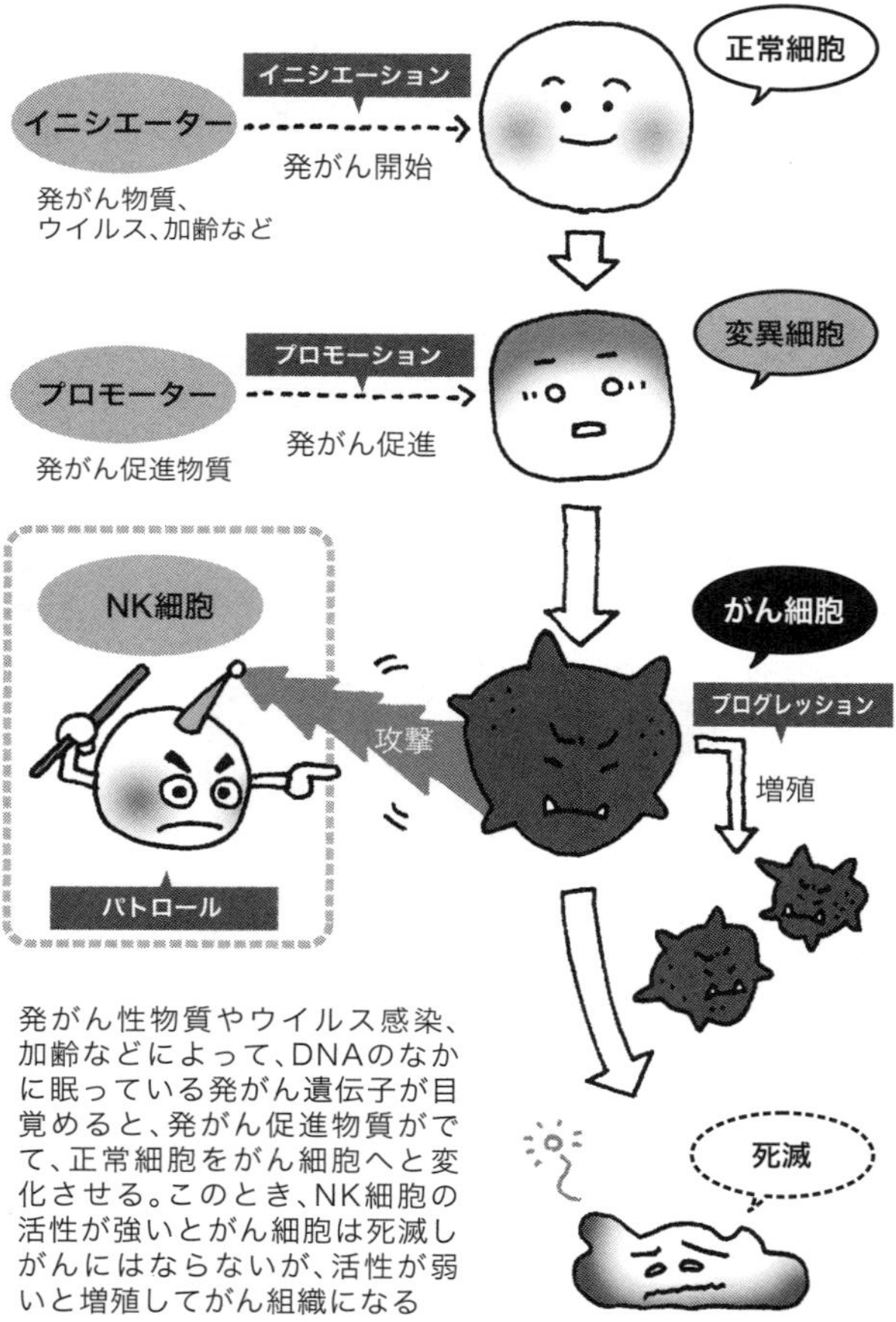

発がん性物質やウイルス感染、加齢などによって、DNAのなかに眠っている発がん遺伝子が目覚めると、発がん促進物質がでて、正常細胞をがん細胞へと変化させる。このとき、NK細胞の活性が強いとがん細胞は死滅しがんにはならないが、活性が弱いと増殖してがん組織になる

図6–3　発がんまでのしくみ

に増殖したものが「がん」です。

がん細胞が「がん」にならないようにしているのが、Th―1細胞の免疫システムです。**Th―1は私たちの体を「動的」に維持するため、絶えず「出来そこないの細胞」を監視し、殺しています。**

Th―1免疫システムのなかで、早期に活性化されたNK細胞はIFN（インターフェロン）―αを産生し、Th―1細胞がはたらく前の防御を担うと同時に、ほかのサイトカインと共同してTh―1細胞の活性化を誘導しているのです。

6．NK細胞活性が強いとがんにならない

がん細胞を攻撃するのはNK細胞ばかりではありません。Th―1系のキラーT細胞も、マクロファージが分泌するTNF―α（腫瘍壊死《えし》因子）もがん細胞を攻撃します。しかし早期に出動してがん細胞をいち早く攻撃し、がんを阻止するもっとも重要な細胞はNK細胞です。NK細胞はもともと自然免疫系に属していた免疫細胞ですが、獲得免疫

系であるTh－1系の免疫システムにも深く関与し、早期誘導免疫の主役を演じています。

このNK細胞ですが、ほかの免疫担当細胞と異なり、日常生活のちょっとした変化で簡単に活性を高めたり低めたりする性質があります。

前に述べたように、楽しくポジティブな考えをすれば活性が高まり、逆にイヤなことを経験したり暗い気分になるだけで、活性が低下してしまいます。

ある研究で、咽頭がんになった人のNK細胞活性を手術前に測定し、活性が強い人のグループと弱い人のグループに分け、術後3年間でがん再発率を比較したものがあります。結果、NK細胞の活性が強い人ほど、再発後に死亡する割合が低いことがわかりました。がん細胞が出現すると活性化されたNK細胞が近寄り、パーフォリンという物質を出してがん細胞に穴をあけ、そこからがん細胞内の水分と塩分を抜き出して、数分でがん細胞を死滅させるのです。

生き甲斐《がい》があって、楽しく生き生きとした生活をしている人は、がんになったとしても再発率が少ないというのは本当なのです。

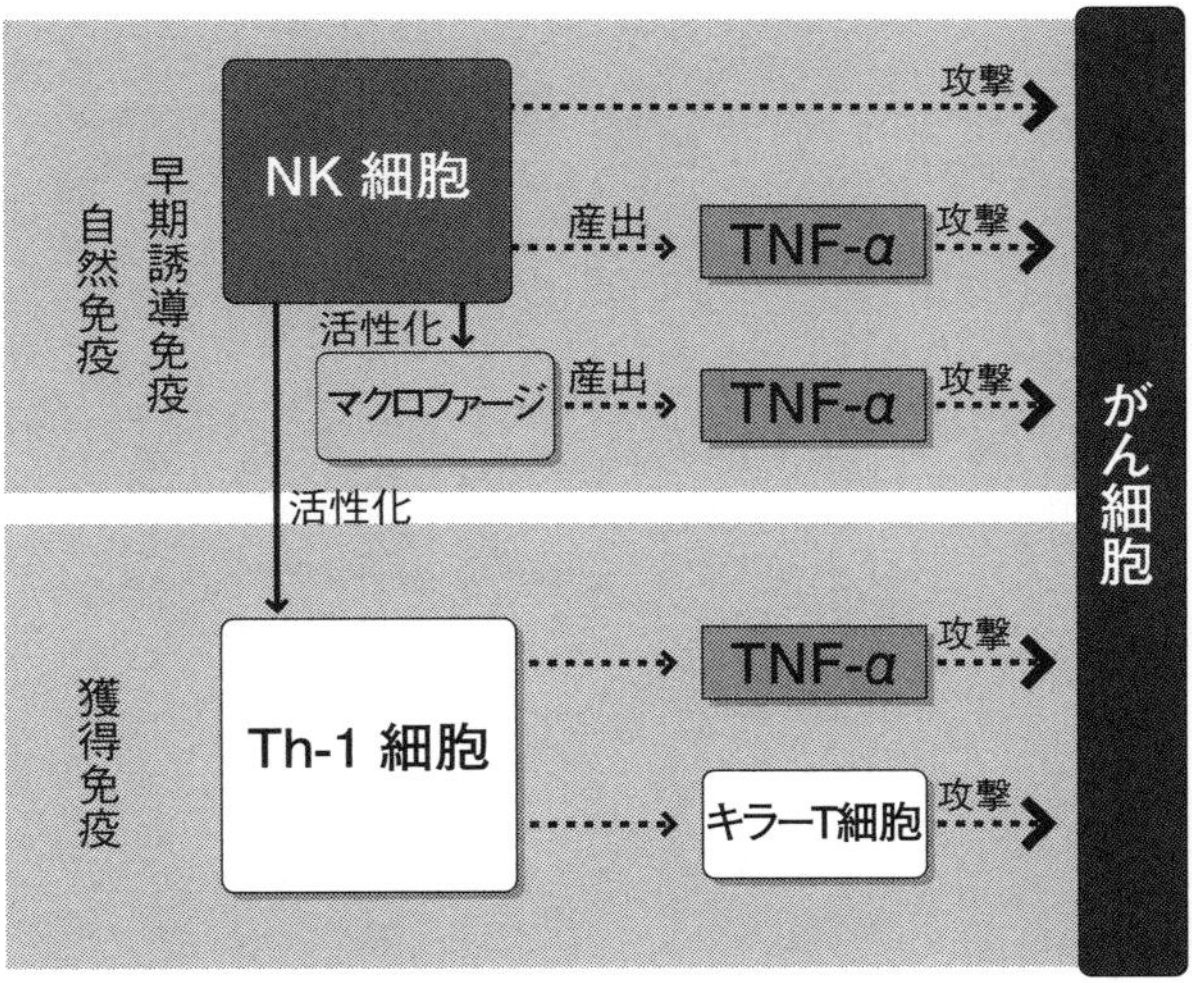

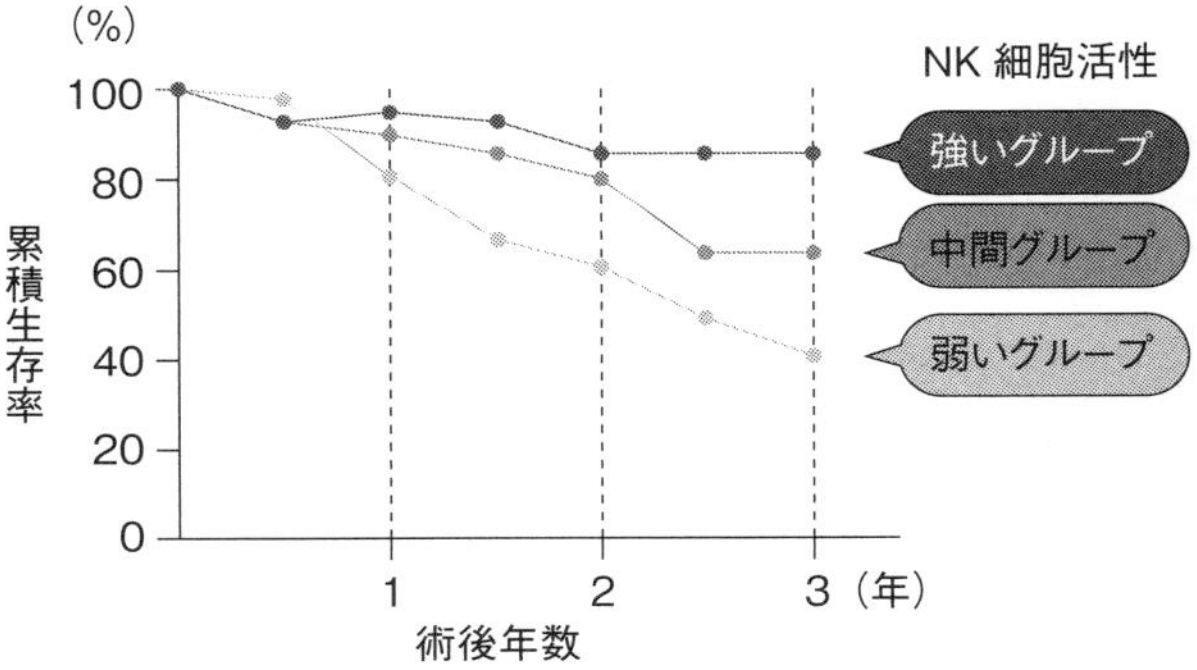

図6−4(上) がん細胞に対抗する免疫システム
(下) 咽頭がん患者の生存率とNK細胞活性の関係

あとがき

私は長い期間、医学部や医療系の学生たちに感染症や免疫学の講義を行ってきました。その間に気がついたことは、免疫学は難しいと敬遠する学生が多いことでした。

私自身の学生時代を振り返ってみても、免疫学には耳慣れない言葉がたくさん出てきたり、因子の名前も似たものが多くて、とても近寄りがたい学問だと感じていたことを思い出しました。

私も最初から免疫学に興味を持っていたわけではありません。高校1年の終わりに先生から「このままでは行く大学がないぞ」と一喝され、焦って受験科目だけを必死で勉強しましたが、そのときは特に医学の研究をしたいわけではありませんでした。偶然トイレの中で教授に声をかけられて、熱帯病調査団の荷物持ちをしたことが契機になって感染症に興味を持つようになり、次第に免疫学の面白さがわかってきました。

医学の発展した今日でも、発展途上国においては年間で1500万人以上の人が感染症で命を失っています。一方で先進国では、花粉症やアトピー性皮膚炎などのアレルギー疾患や、自己免疫疾患などで悩む人が増えており、さらにエイズや多剤耐性菌の出現、SARSやエボラ出血熱などの脅威が私たちの身近に迫ってきています。

これらのさまざまな病気に対処する術《すべ》としての免疫学が、近年ますます重要になっています。免疫学は私たちにとって、生きる基本であるということに多くの人が気づいてきたからです。

私は本書のなかで、「免疫とは生体の防御というより、共生の手段です」と述べました。寄生虫がアレルギーを抑えたり、腸内細菌が私たちに役立つことをたくさんしてくれているように、異種生物との共生はもちろんですが、人間同士でも免疫を介した共生が成立しているのです。

では、ここでおさらいも兼ねて、免疫がなぜ人間同士の共生手段となるかを一緒に考えてみましょう。

臓器移植のときによく問題になるのは、MHCという移植拒絶反応に関係ある抗原複合体でした。人間にはＨＬＡという名前の抗原群が約１５０種類あり、個人差も大きくあります。したがって、親子や兄弟の間でも一致する確率は低くなり、非血縁同士だと一致する率はさらに下がります。造血幹細胞移植や臓器移植では、自分のＨＬＡ型に合わないものはすべて異物として認識し攻撃されてしまいます。よって免疫学の講義では、臓器移植時の拒絶反応についての問題がよく話題に上ります。

しかし、臓器移植の歴史はまだ１００年くらいの浅いものであり、ＨＬＡが臓器移植を拒否するために存在しているものだとは考えられません。では、同種である人間の細胞にこんなにたくさんの種類のＨＬＡが存在しているのは、なぜなのでしょうか。

それは、生物にとって脅威だらけの環境のなかでも、私たち人類が生き延びて命を繫《つな》げるために、ＨＬＡの個人差が必要だったからです。

私たちをとりまく自然界には、ありとあらゆる種類の微生物やウイルスが存在します。また、体内に発生するがん細胞にも多くの種類があるように、私たちの体が異物と認識する物質の種類は無数に存在します。

ＨＬＡ分子は細胞の表面にあるたんぱく質で、ウイルスや細菌などの異物が細胞に入ると、その異物に反応してつくった物質を細胞表面に提示します。Tリンパ球は表面にレセプターを持っていて、異物を提示している細胞のHLA分子を認識して攻撃します。このTリンパ球は常にHLA分子に異物でできた物質があるかどうかを見回っていて、私たちの体をウイルスや微生物などの異物による脅威から守ってくれています。移植に関しても同様で、他人の細胞の表面に発現しているHLA分子を、Tリンパ球が異物と判断して攻撃します。

ここで、HLA型に個人差が大きいことが重要になります。それは、異物の種類によってはHLA分子が異物を上手に提示できるものとできないものとがあるからです。たとえば、細胞がウイルスに感染したとします。ある人のHLA分子はそのウイルスを上手に提示できなかったため、Tリンパ球による攻撃がされずにウイルスが増殖してしまいました。しかし、またある人は同様のウイルスに感染しましたが、HLAの型が違うため、上手にHLA分子が異物を提示できて、Tリンパ球の攻撃でやっつけることができました。

つまり、人ごとにHLAの型を変えておけば、多種多様な異物があっても、これらを排除できるＨＬＡを持っていた人が生き延びて、人類を絶滅の危機から救うことができるというわけです。もしみんなが同じＨＬＡ型で個人差がないとすれば、ある驚異の異物が感染したりすると、あっという間に人類は全滅してしまうでしょう。

このように、私たちは個人差のある免疫能力を持って病気に立ち向かい、人間という種を存続させています。これは、自分は他者のために、他者は自分のために生きているという意味で「共生」であるとも言えるでしょう。

大変複雑でわかりづらいように思える免疫学ですが、それらを一つひとつ紐解《ひもと》いていくと、私たちが地球上のあらゆる生物と共に生きてきた長い歴史まで見えてきます。

この免疫の巧妙さと面白さに皆さんが気づき、免疫学は笑顔で勉強できるものだと思ってもらえることを、心より望んでいます。

ちくまプリマー新書

ちくまプリマー新書

187
はじまりの数学
野﨑昭弘
なぜ数学を学ばなければいけないのか。その経緯を人類史から問い直し、現代数学の三つの武器を明らかにして、その使い方をやさしく楽しく伝授する。壮大な入門書。

157
つまずき克服！ 数学学習法
高橋一雄
数学が苦手なすべての人へ。算数から中学数学、高校数学へと階段を登る際、どこで、なぜつまずいたのかを自己チェック。今後どう数学と向き合えばよいかがわかる。

115
キュートな数学名作問題集
小島寛之
数学嫌い脱出の第一歩は良問との出会いから。「注目すべきツボ」に届く力を身につければ、ものごとの本質を見抜く力に応用できる。めくるめく数学の世界へ、いざ！

046
和算を楽しむ
佐藤健一
明治のはじめまで、西洋よりも高度な日本独自の数学があった。殿様から庶民まで、誰もが日常で使い、遊戯として楽しんだ和算。その魅力と歴史を紹介。

011
世にも美しい数学入門
藤原正彦
小川洋子
数学者は、「数学は、ただ圧倒的に美しいものです」とはっきり言い切る。作家は、想像力に裏打ちされた鋭い質問によって、美しさの核心に迫っていく。

ちくまプリマー新書

195
宇宙はこう考えられている
——ビッグバンからヒッグス粒子まで
青野由利
ヒッグス粒子の発見が何をもたらすかを皮切りに、宇宙論、天文学、素粒子物理学が私たちの知らない宇宙の真理にどのようにせまってきているかを分り易く解説する。

175
系外惑星
——宇宙と生命のナゾを解く
井田茂
銀河系で唯一のはずの生命の星・地球が、宇宙にあふれているとはどういうこと？　理論物理学によって、太陽系外惑星の存在に迫る、エキサイティングな研究最前線。

114
ＡＬＭＡ電波望遠鏡　＊カラー版
石黒正人
光では見られなかった遠方宇宙の姿を、高い解像度で映し出す電波望遠鏡。物質進化や銀河系、太陽系、生命の起源に迫る壮大な国際プロジェクト。本邦初公開！

112
宇宙がよろこぶ生命論
長沼毅
「宇宙生命よ、応答せよ」。数億光年のスケールから粒子の微細な世界まで、とことん「生命」を追いかける知的な宇宙旅行に案内しよう。宇宙論と生命論の幸福な融合。

054
われわれはどこへ行くのか？
松井孝典
われわれとは何か？　文明とは、環境とは、生命とは？　世界の始まりから人類の運命まで、これ一冊でわかる！　壮大なスケールの、地球学的人間論。

ちくまプリマー新書

215
1秒って誰が決めるの？
――日時計から光格子時計まで
安田正美
1秒はどうやって計るか知っていますか？ 137億年動かし続けても1秒以下の誤差という最先端のイッテルビウム光格子時計とは？ 正確に計るメリットとは？

205
「流域地図」の作り方
――川から地球を考える
岸由二
近所の川の源流から河口まで、水の流れを追って「流域地図」を作ってみよう。「流域地図」で大地の連なり、水の流れ、都市と自然の共存までが見えてくる！

138
野生動物への2つの視点
――〝虫の目〟と〝鳥の目〟
高槻成紀
南正人
野生動物の絶滅を防ぐには、観察する「虫の目」と、生物界のバランスを考える「鳥の目」が必要だ。〝かわいそう＝保護する〟から一歩ふみこんで考えてみませんか？

036
サルが食いかけでエサを捨てる理由《わけ》
野村潤一郎
人間もキリンも首の骨は7本。祖先が同じモグラにも処女膜がある。人間と雑種ができるサルもいる⁉ ――動物を知れば人間もわかる、熱血獣医師渾身の一冊！

012
人類と建築の歴史
藤森照信
母なる大地と父なる太陽への祈りが建築を誕生させた。人類が建築を生み出し、現代建築にまで変化させていく過程を、ダイナミックに追跡する画期的な建築史。

ちくまプリマー新書

152
どこからが心の病ですか？
岩波明
心の病と健常な状態との境目というのはあるのだろうか。明確にここから、と区切るのは難しいが、症状にはパターンがある。思春期の精神疾患の初期症状を解説する。

183
生きづらさはどこから来るか
――進化心理学で考える
石川幹人
現代の私たちの中に残る、狩猟採集時代の心。環境に適応しようとして齟齬をきたす時「生きづらさ」となって表れる。進化心理学で解く「生きづらさ」の秘密。

163
いのちと環境
――人類は生き残れるか
柳澤桂子
生命にとって環境とは何か。地球に人類が存在する意味、果たすべき役割とは何か――。『いのちと放射能』の著者が生命四〇億年の流れから環境の本当の意味を探る。

120
文系？　理系？
――人生を豊かにするヒント
志村史夫
「自分は文系（理系）人間」と決めつけてはもったいない。素直に自然を見ればこんなに感動的な現象に満ちている。「文理（芸）融合」精神で本当に豊かな人生を。

044
おいしさを科学する
伏木亨
料理の基本にはダシがある。私たちがその味わいを欲してやまないのはなぜか？　その理由を生理的、文化的知見から分析することで、おいしさそのものの秘密に迫る。

ちくまプリマー新書

226 何のために「学ぶ」のか ——〈中学生からの大学講義〉1
外山滋比古／前田英樹／今福龍太／茂木健一郎／本川達雄／小林康夫／鷲田清一

大事なのは知識じゃない。正解のない問いを、考え続けるための知恵である。変化の激しい時代を生きる若い人たちへ、学びの達人たちが語る、心に響くメッセージ。

227 考える方法 ——〈中学生からの大学講義〉2
永井均／池内了／管啓次郎

世の中には、言葉で表現できないことや答えのない問題がたくさんある。簡単に結論に飛びつかないために、考える達人が物事を解きほぐすことの豊かさを伝える。

243 完全独学！ 無敵の英語勉強法
横山雅彦

受験英語ほど使える英語はない！「ロジカル・リーディング」を修得すれば、どんな英文も読めて、ネイティブとも渡り合えるようになる。独学英語勉強法の決定版。

201 看護師という生き方
宮子あずさ

看護師という仕事は、働く人の人間性に強く働きかけ、特有の人生を歩ませる。長く勤めるほど味わいが増すこの仕事の魅力に職歴二六年の現役ナースが迫る。

240 フリーランスで生きるということ
川井龍介

仕事も生活も自由な反面、不安や責任も負う覚悟がいるフリーランス。四苦八苦しながらも生き生きと仕事に取り組む人たちに学ぶ、自分の働き方を選び取るヒント。

ちくまプリマー新書247

笑う免疫学 自分と他者を区別するふしぎなしくみ

二〇一六年一月十日 初版第一刷発行

著者　　藤田紘一郎（ふじた・こういちろう）

装幀　　クラフト・エヴィング商會
発行者　山野浩一
発行所　株式会社筑摩書房
　　　　東京都台東区蔵前二-五-三 〒一一一-八七五五
　　　　振替〇〇一六〇-八-四二三三
　　　　電話番号〇三-五六八七-二六〇一(代表)

印刷・製本　中央精版印刷株式会社

ISBN978-4-480-68951-1 C0247 Printed in Japan
©FUJITA KOICHIRO 2016

乱丁・落丁本の場合は、左記宛にご送付下さい。
送料小社負担でお取り替えいたします。
ご注文・お問い合わせも左記へお願いします。
〒三三一-八五〇七　さいたま市北区櫛引町二-六〇四
筑摩書房サービスセンター　電話〇四八-六五一-〇〇五三

本書をコピー、スキャニング等の方法により無許諾で複製することは、法令に規定された場合を除いて禁止されています。請負業者等の第三者によるデジタル化は一切認められていませんので、ご注意ください。